La Caligrafía del Tao Para Sanar y Rejuvenecer la Espalda

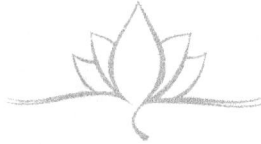

La Caligrafía del Tao Para Sanar y Rejuvenecer la Espalda

Dr. y Maestro Zhi Gang Sha

AUTOR DE ÉXISTOS DE VENTAS
NO 1 DEL *NEW YORK TIMES*

Elogios para el
Dr. y Maestro Sha

"El universo no está hecho de materia; está hecho de información. La información que está alineada con la estructura del universo, sana. La Caligrafía Dao del Maestro Sha está evidentemente alineada con la estructura del universo—que sana. El Dr. y Maestro Sha es un verdadero mensajero del Dao".
—Dr. Ervin Laszlo
Fundador del Club of Budapest y
Laszlo Institute of New Paradigm Research

"Nosotros, la raza humana, necesitamos más Zhi Gang Sha".
—Dra. Maya Angelou
autora de *Yo Sé por qué Canta el Pájaro Enjaulado*

"Información y técnicas prácticas y útiles para poner en práctica las capacidades naturales del cuerpo para sanar
—una maravillosa contribución".
—Dr. Wayne Dyer
autor de *Wishes Fulfilled: Mastering the Art of Manifesting*

"El Dr. Sha es un importante maestro y un maravilloso sanador con un valioso mensaje sobre el poder del alma para influir y transformar toda la vida".
—Dr. Masaru Emoto
autor de *Los Mensajes Ocultos del Agua*

"El Dr. Sha ofrece un camino claro y práctico para aprender los secretos de la autosanación".
—Marianne Williamson
autora de *Volver al Amor: Basado en los Principios de Un Curso de Milagros*

"Las técnicas del Dr. Sha despiertan el poder de sanación ya presente en todos nosotros, dándonos el poder de poner nuestro bienestar general en nuestras propias manos. Su explicación de la energía y el mensaje, y de cómo vinculan la conciencia, la mente, el cuerpo y el espíritu, forma una red de información dinámica en un lenguaje que es fácil de entender y, lo que es más importante, de aplicar".
—Michael Bernard Beckwith
Fundador del Agape International Spiritual Center

"El Dr. Sha pone a disposición técnicas y conocimientos secretos que en el pasado sólo estaban al alcance de unos pocos. Comparte en términos sencillos los conocimientos y las herramientas que le han llevado más de treinta años de trabajo duro y disciplina para conseguirlos. Te da acceso a información que de otro modo sería inalcanzable".
—Dr. John Gray
autor de *Los Hombres son de Marte, las Mujeres son de Venus*

"El Maestro Sha es el sanador y maestro más importante disponible en Norteamérica hoy en día. Los maestros sanadores son raros. Aquí está uno de los maestros vivos de la sanación del alma y sus efectos sobre la mente y el cuerpo".
—Dr. C. Norman Shealy
autor de *Life Beyond 100*

"El amor incondicional del Maestro Sha para la humanidad te abrirá el corazón y te tocará el alma. Es uno de los seres humanos más extraordinarios y poderosos que he conocido".
—Barbara DeAngelis
autora de *Soul Shifts: Transformative Wisdom for Creating a Life of Authentic Awakening, Emotional Freedom and Practical Spirituality*

Copyright © 2022 por Heaven's Library Publication Corp.

Publicado por Heaven's Library Publication Corp. y
Waterside Productions

Heaven's Library   Waterside Productions

Heaven's Library Publication Corp.
30 Wertheim Court, Unit 27D
Richmond Hill, ON L4B 1B9 Canada
www.heavenslibrary.com
heavenslibrary@drsha.com

Waterside Productions
2055 Oxford Ave.
Cardiff, CA 92007
www.waterside.com

Traducido por Micaela López
ISBN: 978-1-957807-20-1 impresión bajo demanda
ISBN: 978-1-957807-21-8 e-book

Diseño: Joel Chamberlain
Ilustraciones y portada: Henderson Ong
Animaciones: Hardeep Kharbanda, Yanan Wu

Contenido

Lista de Figuras   xv

La Importancia de la Práctica   xvii

Prólogo   xix

Introducción   xxv

1. La Ley Universal de Shen Qi Jing: Un Sistema
   de Información del Alma Sobre la Materia   1

   La Ley de Shen Qi Jing es una Ley de Creación   4

   Los Cinco Pasos de la Creación   4

   La Ley de Shen Qi Jing es una Ley de
   Sanación, Transformación e Iluminación   12

2. La Ciencia del Tao Explica la Ley Universal de
   Shen Qi Jing   17

3. ¿Por Qué la Gente Tiene Desafíos en la Salud, las
   Relaciones, las Finanzas y en Todos los Aspectos
   de la Vida?   25

   Información, Energía y Materia Positivas   27

   Información, Energía y Materia Negativas   29

Cómo Transformar la Información, Energía y
Materia Negativas   31

4. **Campo**   **33**

Campo Positivo   36

Campo Negativo   36

Cómo Transformar un Campo Negativo a un
Campo Positivo   36

5. **¿Qué es el Tao ?**   **39**

La Creación Normal del Tao   39

La Creación Inversa del Tao   41

El Creador y la Fuente Última   44

¿Qué es De?   50

El Poder y el Significado del Tao y el De   51

6. **La Caligrafía China**   **55**

7. **¿Qué es la Caligrafía del Tao?**   **61**

8. **El Arte Transformativo de la Caligrafía del Tao
    Encarna las Diez Cualidades más Grandes para
    Transformar e Iluminar Todos los Aspectos de
    la Vida**   **65**

Da Ai—El Amor Más Grande: *Disuelve Todos
los Bloqueos y Transforma Toda la Vida*   70

Da Kuan Shu—El Perdón Más Grande: *Trae
Alegría Interior y Paz Interior*   91

Da Ci Bei—La Compasión Más Grande:

*Aumenta la Energía, la Resistencia, la Vitalidad
e Inmunidad y Rejuvenece*   94

Da Guang Ming—La Luz Más Grande: *Sana y
Transforma Toda la Vida*   98

Da Qian Bei—La Humildad Más Grande:
*Previene y Sana el Ego para Crecer
Persistentemente*   100

Da He Xie—La Armonía Más Grande: *El
Secreto del Éxito*   103

Da Chang Sheng—El Florecimiento Más
Grande: *El Motor Para Seguir Avanzando*   106

Da Gan En—La Gratitud Más Grande: *La
Clave del Progreso*   109

Da Fu Wu—El Servicio Más Grande: *El
Propósito de la Vida*   111

Da Yuan Man—La Iluminación Más Grande:
El Logro Último para la Vida de Uno   115

9. **Transformación del Campo de la Caligrafía
del Tao**   **121**

El Campo del *Da Ai* de la Caligrafía del Tao
Transforma la Salud del Cuerpo Físico   122

El Campo del *Da Ai* de la Caligrafía del Tao
Transforma la Salud del Cuerpo Emocional   126

El Campo del *Da Ai* de la Caligrafía del Tao
Transforma la Salud del Cuerpo Mental   127

El Campo del *Da Ai* de la Caligrafía del Tao
Transforma la Salud del Cuerpo Espiritual   127

El Campo del *Da Ai* de la Caligrafía del Tao
Transforma las Relaciones   128

El Campo del *Da Ai* de la Caligrafía del Tao
Transforma las Finanzas   131

Sanación y Transformación de Zhong Mai   133

Canal Qi   140

10. **Sana la Espalda con el Campo del *Tao Bei* de la
Caligrafía del Tao**   147

Práctica Xi Qing Hu Zhuo (Inhalar Positivo,
Exhalar Negativo) para la Espalda   148

11. **Investigación Científica sobre la Transformación
del Campo de la Caligrafía del Tao por Dr.
Peter Hudoba**   169

Conclusión   179

Próximos Libros de la Serie de la Caligrafía del Tao   183

Lista de Figuras

1. La Ley Universal de Shen Qi Jing: Los Cinco Pasos de la Creación — 8

2. La Creación Normal del Tao — 40

3. La Creación Inversa del Tao — 42

4. La Creación Normal del Tao y la Creación Inversa del Tao — 44

5. Evolución y Estilos de Seis Caracteres Chinos Básicos en la Caligrafía China — 56

6. Seis Caracteres Chinos Básicos en la Caligrafía de la Unidad del Tao — 57

7. *Da Ai* de la Caligrafía del Tao (El Amor Más Grande) — 75

8. La Teoría de los Cinco Elementos — 136

9. Siete Chakras Enegéticos o Engranajes — 137

10. San Jiao — 138

11. Canal Qi y Wai Jiao — 142

12. *Tao Bei* de la Caligrafía del Tao (Espalda de la Fuente) — portada trasera

La Importancia de la Práctica

ESTE PRIMER LIBRO de mi serie de libros de la Caligrafía del Tao incluye sabiduría, conocimiento y prácticas de sanación del alma para sanar y transformar tu salud, relaciones, finanzas y más, con un enfoque en el capítulo diez sobre el dolor de espalda.

La herramienta principal de práctica es la Caligrafía del Tao. La Caligrafía del Tao es la escritura de la Unidad de la Fuente del Tao. Es un arte más allá del arte que puede sanar y transformar tu salud, tus relaciones, tus finanzas, tu viaje espiritual y todos los aspectos de tu vida.

Utilizando dos Caligrafías del Tao que se incluyen en este libro, te enseñaré cómo practicar en el Campo de la Caligrafía del Tao para transformar no sólo el dolor de espalda, sino cualquier aspecto de la vida. Las prácticas son simples pero profundas. La práctica es esencial para la sanación y la transformación de cualquier aspecto de la vida. La práctica es vital para que recibas los beneficios más grandes posibles que deseo que tú y cada lector reciban.

Practica. Practica. Practica.

Sana. Sana. Sana.
Transforma. Transforma. Transforma.

Acceder a los vídeos de prácticas

Utiliza la siguiente URL o escanea el código QR con tu teléfono celular (smartphone) u otro dispositivo adecuado para acceder a los vídeos. No se necesita una aplicación especial.

https://tchryb.heavenslibrary.com

Cómo escanear un código QR con tu dispositivo Android

1. Inicie la cámara en tu dispositivo.
2. Apunta al código QR.
3. Siga las instrucciones que aparecen en tu pantalla.

Cómo escanear un código QR con tu dispositivo iOS

1. Inicie la cámara en tu dispositivo.
2. Sostenga tu dispositivo de manera que el código QR aparezca en el visor de la cámara. Tu dispositivo reconoce el código QR y muestra una notificación.
3. Toque la notificación para abrir el enlace asociado al código QR.

Prólogo

MI ESPOSA GAYLE y yo hemos trabajado íntimamente con el Dr. y Maestro Sha durante una década. He representado personalmente varios de sus libros más importantes, comenzando en 2013 con *Soul Healing Miracles* (*Milagros Sanadores del Alma*), que fue un número uno en ventas en Amazon. Hasta la fecha, el Maestro Sha ha tenido once existos de ventas del *New York Times,* de los cuales cuatro alcanzaron el número uno.

En 2014, escribí *Miracle Soul Healer: Exploring a Mystery* (*Sanador de Alma Milagroso: Explorando un Misterio*), una biografía del Maestro Sha en la que investigué sus prácticas de sanación y pude confirmar cientos de "milagros médicos". El Dr. Peter Hudoba, un ex neurocientífico, ha dirigido globalmente diecinueve estudios clínicos de más de seiscientos sujetos aplicando los métodos y prácticas del Dr. y Maestro Sha. Todos los resultados de los estudios pertinentes mostraron mejoras significativas en el bienestar.

Soy licenciado en antropología médica por la Universidad de Harvard. Uno de mis primeros estudios científicos se publicó en la revista *Yale Scientific* cuando era estudiante en Yale. Puedo confirmar que las sanaciones atribuidas al Maestro Sha y a sus sanadores entrenados exceden con mucho cualquier correlación estadística que pueda atribuirse al efecto placebo. Aunque el mecanismo preciso de los sorprendentes resultados del Maestro Sha puede desafiar la explicación científica actual, los nuevos descubrimientos de la física cuántica y otros campos que están creando el nuevo paradigma de la "ciencia postmaterialista" pueden ofrecer ideas para la comprensión de lo que hasta ahora ha seguido siendo un misterio y una anomalía científica.

El Maestro Sha sostiene que el misterio de sus capacidades de sanación puede entenderse mediante un análisis del Tao. Este libro explica en profundidad la naturaleza del Tao. El Tao es la Fuente. Cada elemento de la vida está contenido en el Tao. Aprenderás cómo funciona esto en este maravilloso libro.

Cuando el Maestro Sha se puso en contacto conmigo por primera vez para que fuera su agente literario, lo hizo por mi éxito con conocidos autores espirituales y visionarios como Eckhart Tolle, Neale Donald Walsch, Barbara Marx Hubbard, Barbara DeAngelis, Deepak Chopra y muchos otros. Cuando hablamos por primera vez, el Maestro Sha quedó muy impresionado por el éxito que mi empresa, Waterside Productions, Inc. había tenido al crear la serie de libros Para Dummies que ahora publica John Wiley. Como su editor durante diez años, mi objetivo es que el Maestro Sha cree una serie de libros tan popular y sencilla como la serie Para Dummies o la serie de libros Sopa de Pollo para el Alma creada por mis amigos Jack Canfield y Mark

Victor Hansen. Ambas series han vendido más de quinientos millones de copias. Gayle y yo creemos que la serie de libros de la Caligrafía del Tao del Maestro Sha puede alcanzar este nivel de popularidad. Aunque este y los futuros títulos de la serie de la Caligrafía del Tao requieren un mayor compromiso de los lectores para comprender plenamente los principios presentados que cualquiera de esas dos fenomenales series de libros mencionadas, están en otro nivel aún más accesible y deberían ser aún más populares.

Gayle y yo creemos esto por varias razones. En primer lugar, y lo más sorprendente, los lectores pueden beneficiarse de estos libros sin siquiera leerlos. Cada libro incluirá una o más Caligrafías del Tao, obras de arte únicas que llevan un campo vibratorio cuántico de la Fuente diseñado para transformar dolencias específicas o mejorar situaciones de vida concretas. Este primer volumen que estás leyendo aborda la sanación de la espalda. Si tienes dolor de espalda, ¡simplemente sostén la imagen de la Caligrafía del Tao en la contraportada contra tu espalda! Podrías recibir alivio y, para algunos, incluso recuperación. Puedes creer o no que esto es posible, pero inténtalo. No todos tendrán una reacción positiva inmediata, pero muchos sí. El Maestro Sha nunca promete ningún resultado de ningún tipo con ninguna de sus técnicas de sanación y siempre anima a todos a consultar a los profesionales de la salud y a continuar con los regímenes médicos tradicionales. Este libro no es un sustituto del tratamiento médico. Sin embargo, es un enfoque complementario que ha ayudado a cientos de miles de personas sin efectos secundarios negativos. Hace cinco años, a la hija de Gayle le diagnosticaron con cáncer de mama en etapa cuatro y el Maestro Sha le regaló una caligrafía de sanación. El equipo médico se asombró cuando no mostró señales de cáncer unos meses después. Su principal modalidad de tratamiento fue trazar la caligrafía y escuchar la grabación de audio del Canto del Tao del Maestro Sha. Tanto Gayle como yo estábamos incrédulos, pero muy agradecidos. Su hija sigue libre de cáncer hasta el día de hoy.

Como cita el Maestro Sha de la antigua sabiduría china: "Si quieres saber si una pera es dulce, pruébala". Gayle y yo te animamos a que pruebes este libro. Si tienes una experiencia positiva, ya sea de inmediato o con el tiempo a medida que continúes haciendo las prácticas y estudiando la sabiduría, nos encantaría saber de ti. Envíe tus comentarios por correo electrónico a TaoCalligraphyField@DrSha.com.

Para aquellos que quieran entender realmente la esencia de la sanación del Tao y por qué la Caligrafía del Tao se ha convertido en una modalidad de sanación tan efectiva, este es el mejor libro posible para que lo lean. Gayle sugiere que la primera vez que leas este libro, te saltes los caracteres chinos y te centres en los ejercicios prácticos y las conclusiones resumidas que se ofrecen en cada capítulo. Para aquellos que quieran profundizar, lean el libro una segunda vez y se centren en los caracteres chinos y en cómo se han traducido al inglés (o español). Los que hagan esta segunda lectura serán muy recompensados. La caligrafía china es una tradición que se remonta a miles de años atrás. Los sistemas chinos de Tao y de sanación energética se remontan a milenios más atrás aún. La sabiduría que el Dr. y Maestro Sha ha reunido en sus estudios y prácticas durante las últimas seis décadas es única. Ningún otro maestro o visionario en la planeta Tierra en este momento ha desarrollado una explicación tan clara de por qué puedes sanarte a ti mismo una vez que aprendes a acceder al Tao, la fuente última de toda la creación. Ningún otro maestro te da herramientas y técnicas tan sencillas y prácticas pero tan poderosas para la autosanación y la auto-transformación.

La misión del Maestro Sha es enseñarnos a cada uno de nosotros que podemos sanarnos a nosotros mismos, podemos sanar a los demás y juntos podemos sanar nuestro precioso planeta Tierra. Utiliza este libro y compártelo con tu círculo de familiares y amigos. Al hacerlo, estarás contribuyendo a tu propio bienestar y al de nuestra comunidad global.

Con los mejores deseos para que experimentes la alegría y los logros en todos los aspectos de la vida.

William Gladstone
Gayle Gladstone

William Gladstone con Gayle Gladstone, editores de libros, audios, fichas no fungibles y cursos en línea de Waterside

Introducción

EL PROPÓSITO DE LA VIDA es servir. He comprometido mi vida con este propósito. Servir es hacer a los demás más felices y más sanos. Servir es empoderar e iluminar a los demás.

Millones de personas tienen problemas de salud. Un ser humano tiene cuatro cuerpos: físico, emocional, mental y espiritual. Los seres humanos tienen innumerables problemas de salud en los cuatro cuerpos.

Millones de personas tienen problemas de relación con la pareja, los hijos, los padres, los amigos, los colegas, las comunidades, las empresas, las ciudades, los países, los sistemas de creencias y muchos más.

Millones de personas tienen problemas financieros o empresariales que pueden tener que ver con el desempleo, las deudas, el cuidado de los niños, los desplazamientos, las relaciones con los empleados, la estructura y los planes de la empresa, los controles financieros, el marketing, los competidores, los clientes, los proveedores, la eficiencia, la eficacia y mucho más.

En todo el mundo, millones de personas se enfrentan a grandes desafíos en todos los aspectos de la vida: el medio ambiente, el COVID-19, la economía, la política, el miedo, la depresión, la ansiedad y mucho más.

Millones de personas estudian y buscan la transformación hacia soluciones para todo tipo de desafíos y condiciones actuales.

¿Por qué sufren ahora la Madre Tierra y la humanidad?

¿Hay alguna forma de transformar todos estos desafíos?

Si es así, ¿cuál es el camino y cómo podemos utilizarlo para transformar los desafíos?

Este libro responderá a estas preguntas y a otras más. Lo más importante es que este libro ofrecerá técnicas prácticas para transformar los desafíos.

En la antigua sabiduría china, existe una reconocida enseñanza sagrada: da Dao zhi jian 大道至简. Esto significa que *el Tao más grande es extremadamente simple*.

El Tao es el Creador y la Fuente Última. El Tao lleva el amor y la luz de la Fuente. El Tao lleva la frecuencia y la vibración de la Fuente. El Tao lleva la información, la energía y la materia más positivas de la Fuente, que pueden transformar toda la información, la energía y la materia negativas en todos los aspectos de la vida. El Tao tiene capacidades infinitas. El Tao lleva el poder más elevado del *alma sobre la materia,* que es el bienestar del alma (soulfulness). El alma sobre la materia significa que *el alma puede hacer que las cosas sucedan.* El alma puede transformar todos los aspectos de la vida, incluyendo la salud, las relaciones, las finanzas y el viaje espiritual.

Otra importante frase china antigua es shu yi zai Dao 书 以载道. Esto significa que *la caligrafía se utiliza para llevar el Tao.*

Este libro, *La Caligrafía del Tao Para Sanar y Rejuvenecer la Espalda,* aplicará el shu yi zai Dao a través del Arte Transformativo de la Caligrafía del Tao. Esta forma única de caligrafía china lleva un campo de la Fuente del Tao, que es la frecuencia y la vibración de la Fuente del Tao, para servir a la humanidad y a la Madre Tierra.

También presentaré la ley universal que es la ley de creación, sanación, transformación e iluminación para todos los aspectos de la vida. Esta ley de creación es el sistema de información del alma sobre la materia que gobierna a todos y a todo.

Compartiré las diez cualidades más grandes que lleva el Arte Transformativo de la Caligrafía del Tao para transformar e iluminar toda la vida.

Deseo que este libro te sirva para transformar los desafíos de tu vida.

Deseo que este libro te sirva para transformar los desafíos en tu familia.

Deseo que este libro sirva a la humanidad para transformar los desafíos de la sociedad.

Deseo que este libro sirva a innumerables almas para transformar los desafíos de las ciudades, los países y la Madre Tierra.

Amo mi corazón y mi alma
Amo a toda la humanidad
Unamos corazones y almas
Amor, paz y armonía
Amor, paz y armonía

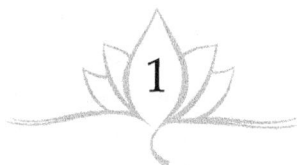

La Ley Universal de Shen Qi Jing: Un Sistema de Información del Alma Sobre la Materia

HAY UNA GRAN sabiduría antigua en tres palabras: jing qi shen 精氣神. El *Canon Interno del Emperador Amarillo* 黃帝內經, el primer libro autorizado de la medicina tradicional china, explica que jing es la *materia*; qi es la *energía*; y shen es el *alma* o *espíritu*, que se expresa a través de la energía y la materia.

Todos y todo están hechos de shen qi jing.[1] Un ser humano, un animal, una casa, un océano, una montaña, la Madre Tierra e innumerables planetas, estrellas, galaxias y universos están hechos de shen qi jing.

En general, podemos ver la materia y sentir la energía, pero no podemos ver el alma. Por ejemplo, si estamos en la

---

1 Invierto el orden tradicional de jing qi shen a shen qi jing porque, como explicaré, el alma es el jefe.

orilla de un océano, podemos sentir la energía del océano. Si estamos en una montaña, podemos sentir la energía de la montaña. Bajo el sol, podemos sentir la energía del sol. Sin embargo, la mayoría de la gente no puede ver el alma de un océano, una montaña o el sol porque el alma es un ser de luz. La luz de un alma está más allá del espectro de la luz visible. Incluso un ser espiritual altamente desarrollado con canales espirituales abiertos puede no ser capaz de ver las almas.

La Dra. Rulin Xiu, física cuántica y teórica de las cuerdas, cofundó conmigo La Ciencia del Tao.[2] La Ciencia del Tao comparte que el shen qi jing es una ley universal, al igual que la Ley del Yin Yang y la Ley de los Cinco Elementos son leyes universales, lo que significa que se aplican y describen a todos y a todo en innumerables planetas, estrellas, galaxias y universos.

La Ley Universal de Shen Qi Jing es la primera ley fundamental de la Ciencia del Tao. Esta ley establece que:

Todos y todo están
hechos de shen, qi y jing.

El shen incluye el alma, el corazón y la mente. Este corazón es más que el corazón físico. Este corazón es el núcleo de la vida.

El qi es energía.

---

2   Vea Zhi Gang Sha y Rulin Xiu, *La Ciencia del Tao: La Ciencia, la Sabiduría y la Práctica de la Creación y la Gran Unificación* (Cardiff, California / Richmond Hill, Ontario: Waterside Productions / Heaven's Library Publication Corp., 2021).

El jing es materia.

Dado que la energía y la materia conforman el cuerpo, podemos replantear la Ley de Shen Qi Jing de la siguiente manera:

**Todos y todo tenemos un
alma, corazón, mente y cuerpo.**

La famosa ecuación de Einstein, $E = mc^2$, establece la relación entre la energía (E) y la masa (m) de un cuerpo de materia. La Ciencia del Tao establece la relación entre el alma, la energía y la materia a través de la ecuación:

$$S + E + M = 1$$

En esta ecuación, la "S" representa el shen, que incluye el alma, el corazón y la mente.

La "E" representa el qi o la energía.

La "M" representa el jing o la materia.

El "1" representa el Campo de la Unidad de la Fuente del Tao.

La Dra. Rulin Xiu y yo sentimos que el Campo de Unidad de la Fuente del Tao es el gran campo unificado que los físicos han estado buscando durante décadas para desarrollar una teoría de gran unificación que abarque todos los campos y fuerzas conocidos en el espacio y el tiempo. Explicaré el Campo de la Unidad de la Fuente del Tao con más detalle en los siguientes capítulos.

La ecuación S + E + M = 1 expresa que el alma, el corazón y la mente de uno, además de la energía y la materia, están en un campo de Unidad. Si este campo de Unidad se rompe, entonces podría aparecer cualquier desafío en toda la vida, ya sea en la salud, las relaciones, las finanzas, el viaje espiritual o cualquier otro aspecto.

Sanar, transformar e iluminar todos los aspectos de la vida es alinear el alma, el corazón, la mente, la energía y la materia como una sola unidad. Esta es una ley universal y la verdad última para toda la vida.

La Ley de Shen Qi Jing es una Ley de Creación

En este libro se enfatizan y repiten algunas de las principales sabidurías, conceptos y prácticas. El propósito es ayudarte a darte cuenta de tu importancia y a grabarlos en tu corazón y en tu alma.

El shen incluye el alma, el corazón y la mente. El alma es información o mensaje. La Ley de Shen Qi Jing describe un sistema de información del alma sobre la materia. Este sistema de información del alma sobre la materia describe el proceso de creación, que tiene cinco pasos.

Los Cinco Pasos de la Creación

Los cinco pasos de la creación son:

Paso 1. El alma es información, que es un creador.

El concepto y el estudio de la información son clave en la física cuántica y en la Ciencia del Tao. En términos sencillos, si pensamos en todos y en todo como una red informática, la información es como la entrada de datos que determina la salida, incluyendo las características, el comportamiento y la naturaleza de un sistema.

En términos espirituales, la información o el mensaje es el alma. Para todos y todo, el alma es el almacén de información. Por ejemplo, el alma de una persona es el almacén de toda la información o los mensajes que la persona ha acumulado en las vidas actuales y pasadas.

La información almacenada por el alma es un creador. "El alma sobre la materia" significa que el *alma puede hacer que las cosas sucedan*. De hecho, el alma puede transformar todos los aspectos de la vida.

Paso 2. El alma dirige al corazón.

Todos y todo tenemos un corazón. Este corazón es más que el corazón físico. Este corazón es el corazón físico, el corazón emocional, el corazón espiritual y más. Un humano tiene un corazón. Un animal tiene un corazón. ¿Tiene un océano un corazón? ¿Tiene una montaña un corazón? ¿Tiene la Madre Tierra un corazón? Sí. Todos tienen un corazón. Este corazón es el receptor de la información almacenada por el alma. Este corazón es el núcleo de la vida.

Paso 3. El corazón dirige a la mente.

La mente es conciencia. Incluye la conciencia superficial, la conciencia profunda, la subconsciencia, la conciencia lógica, la conciencia imaginaria, la conciencia inspiracional, la conciencia inmensa y mucho más.

La conciencia es un gran tema de estudio. Millones de personas aplican la mente sobre la materia, que es la plena conciencia (mindfulness). Esto significa que la mente puede hacer que las cosas sucedan. Millones de personas meditan. Millones de personas utilizan el pensamiento positivo. Millones de personas utilizan cantos positivos, como las afirmaciones. Todas estas prácticas pertenecen a la mente sobre la materia o plena conciencia.

La mente es el procesador. Piensa en una fábrica. En la cadena productiva, la materia prima o sin ensamblar es la entrada. Al final de la cadena, el resultado es el producto terminado. Del mismo modo, la entrada que recibe la mente es la información o los mensajes del alma, a través del corazón. La mente procesa esta información, consciente o inconscientemente, y luego toma una decisión—consciente o inconsciente—como su "producto terminado".

La mente sobre la materia y la plena conciencia están bien. Pero, en mi opinión, no son suficientes. La gente puede no ser consciente de que la plena conciencia está dirigida por el corazón. Podríamos pasar a "corazón sobre materia" o "plenitud del corazón" (heartfulness). El corazón sería un nivel más allá de la plena conciencia. En la sabiduría antigua, el corazón alberga la mente y el alma. El último nivel es el bienestar del alma, que es el alma sobre la materia. El alma sobre la materia es la enseñanza central de todos mis libros y la aplico en todas las prácticas que comparto.

Paso 4. La mente dirige la energía.

La energía es el motor. La energía impulsa la materia. En el cuerpo humano, la energía impulsa la sangre. Uno de los principios fundamentales de la medicina tradicional china desde su creación hace cinco mil años es:

Si el qi (energía) fluye, la sangre fluye.

**Si el qi está bloqueado, la sangre
está estancada.**

Según la medicina tradicional china, todos los quistes, tumores y cánceres se deben a bloqueos del qi. Hay una antigua afirmación:

qi ju ze cheng xing, qi san ze cheng feng
氣聚则成形, 氣散则成风

Qi significa *energía*. Ju significa *acumular*. Ze es una conjunción que indica causalidad. Cheng significa *llegar a ser*. Xing significa *forma*. Qi ju ze cheng xing significa que *el qi se acumula para formar una forma*. Así es como se forman un quiste, un tumor y un cáncer.

San significa *dispersar*. Feng significa *viento*. Qi san ze cheng feng significa que *el qi se dispersa como el viento que fluye*.

Millones de personas meditan. La meditación es a nivel de la mente. La mente dirige la energía. Por ejemplo, si en tu meditación te concentras en tus riñones, tu energía se moverá hacia los riñones. La mente dirige la energía.

Paso 5. La energía dirige a la materia.

La sangre es materia. Si la energía fluye, la sangre fluye. Si una persona se tuerce un tobillo, la piel, los músculos, los tendones e incluso los huesos que rodean el tobillo pueden dañarse. La sangre está estancada. El estancamiento de la sangre provoca dolor y dificulta el movimiento.

La materia manifiesta la información en nuestra realidad física. Puede transformar la información.

La figura 1 resume los cinco pasos de la creación en la Ley Universal de Shen Qi Jing.

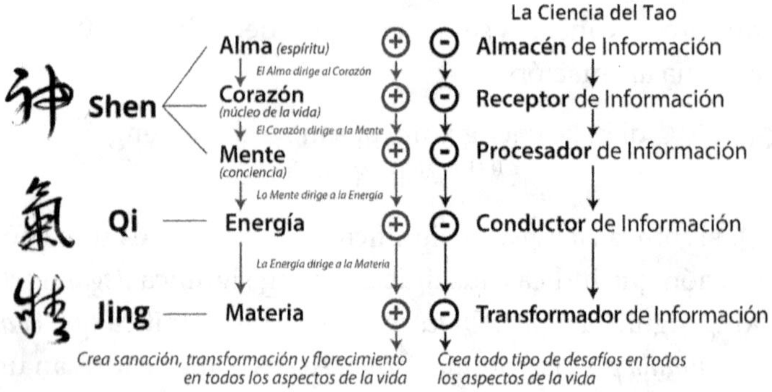

Figura 1. La Ley Universal de Shen Qi Jing: Los Cinco Pasos de la Creación

Los cinco pasos de la creación de la Ley de Shen Qi Jing son vitales para todos los aspectos de la vida. Hace más de dieciséis años, el sábado 10 de septiembre de 2005, estaba con tres de mis maestros y sanadores entrenados en la sanación del alma en el Monumento Nacional de Muir Woods, al norte de San Francisco. Allí, le pregunté directamente al Divino: "Querido Divino, ¿podrías darme una canción para sanar?"

Al instante pude ver con mi ojo espiritual un rayo de luz de arco iris que bajaba del Cielo hacia y a través de todo mi cuerpo, desde la cabeza hasta los pies. Entonces, abrí la boca. Los siguientes sonidos fluyeron:

Lu La Lu La Li
Lu La Lu La La Li
Lu La Lu La Li Lu La
Lu La Li Lu La
Lu La Li Lu La

Enseguida supe que era la voz y el lenguaje del alma del Divino. El Divino me dijo que me estaba dando una de sus canciones y con eso recibí la melodía.

Pedí al Divino que me diera el significado de este lenguaje del alma y de la canción. Primero recibí una traducción en chino, mi lengua materna:

wo ai wo xin he ling 我愛我心和靈
wo ai quan ren lei 我愛全人类
wan ling rong he mu shi sheng 萬靈融合睦世生
xiang ai ping an he xie 相愛平安和谐
xiang ai ping an he xie 相愛平安和谐

Permítanme explicar línea por línea.

wo ai wo xin he ling
Wo significa *yo* o *mi*. Ai significa *amar*. Xin significa *corazón*. He significa *y*. Ling significa *alma*. Wo ai wo xin he ling significa *amo mi corazón y mi alma*.

wo ai quan ren lei
Quan significa *entero*. Ren lei significa *humanidad*. Wo ai quan ren lei significa *amo a toda la humanidad*.

wan ling rong he mu shi sheng
Wan ling significa *todas las almas*. Rong he significa *unirse en uno*. Mu shi significa *mundo armonioso*. Sheng significa *crear* o *dar a luz*. Wan ling rong he mu shi sheng significa *que todas las almas se unen como una sola para crear un mundo armonioso*.

xiang ai ping an he xie
Xiang ai significa *amor*. Ping an significa *paz*. He xie significa *armonía*. Xiang ai ping an he xie significa *amor, paz, armonía*.

Entonces, el Divino me dio la traducción al inglés para que la cantara con su melodía:

I love my heart and soul (Amo mi corazón y mi alma)
I love all humanity (Amo a toda la humanidad)
Join hearts and souls together (Unamos corazones y almas)
Love, peace, and harmony (Amor, paz y armonía)
Love, peace, and harmony (Amor, paz y armonía)

La Canción del Alma Divina "Amor, Paz y Armonía" ha creado cientos de miles de resultados sorprendentes y conmovedores para la sanación y la transformación, incluyendo la salud, las relaciones, las finanzas, el viaje espiritual y todos los aspectos de la vida.

Esta Canción del Alma Divina explica y encarna muy bien los cinco pasos de la creación de la Ley de Shen Qi Jing.

Paso 1. El alma es la información o el mensaje, que es un creador.

El proceso del alma sobre la materia es: el alma dirige al corazón; el corazón dirige a la mente; la mente dirige a la energía; la energía dirige a la sangre, que es la materia.

Cada línea, cada palabra de esta Canción del Alma Divina es información. Toda la Canción del Alma Divina es una poderosa acumulación de la información positiva de cada línea.

Amo mi corazón y mi alma
Amo a toda la humanidad
Unamos corazones y almas
Amor, paz y armonía
Amor, paz y armonía

Esta información es un creador.

Paso 2. El alma dirige al corazón.

El alma pasa la información o el mensaje al corazón. El corazón es el receptor de la información. Cuando cantamos o incluso escuchamos esta Canción del Alma Divina, nuestro corazón recibe su información o mensaje. Cuanto más abierto y claro esté nuestro corazón, más plena y profundamente recibirá la información o el mensaje de "Amor, Paz y Armonía".

Paso 3. El corazón dirige a la mente.

Nuestro corazón transmite la información o el mensaje a nuestra mente. La mente recibe la información o el mensaje y lo procesa.

Paso 4. La mente dirige la energía.

La mente pasa entonces la información a nuestra energía. La energía se mueve.

Paso 5. La energía dirige a la materia.

La energía mueve la materia. La materia se transforma. La sangre es materia. La energía impulsa la sangre para que fluya con más fluidez. Entonces, estamos sanando y transformando.

La Ley de Shen Qi Jing es una ley de creación que puede explicar cualquier proceso de creación. Estoy encantado de liberar esta nueva sabiduría que la Ley Universal de Shen Qi Jing es una ley de creación para la humanidad y la Madre Tierra.

La Ley de Shen Qi Jing es una Ley de Sanación, Transformación e Iluminación

La Ley Universal de Shen Qi Jing es también una ley de sanación, transformación e iluminación.

Hace dieciséis años publiqué la técnica de sanación del alma de Decir Hola (Say Hello) en mi libro *Soul Mind Body Medicine*.[3] (*Medicina del Alma Mente Cuerpo*). Hace doce años, viajé a India para enseñar la sanación del alma. En uno de mis talleres, un médico subió al

---

3   Zhi Gang Sha, *Soul Mind Body Medicine: A Complete Soul Healing System for Optimum Health and Vitality* (Novato, California: New World Library, 2006).

escenario y compartió dos historias de sanación del alma de sus pacientes.

La primera historia era la de una mujer que había sufrido una grave psoriasis durante siete años. Todo su cuerpo estaba inflamado y desprendía una piel seca y escamosa. El médico, un médico de familia, guió a esta mujer para que realizara mi práctica de sanación del alma de Decir Hola. Le enseñó a decir:

> *Querida alma, mente y cuerpo de mi piel,*
> *Te amo.*
> *Tienes el poder de sanarte a ti mismo.*
> *Haz un buen trabajo.*
> *Gracias.*

Esta mujer repitió esta fórmula de sanación del alma de Decir Hola, a la que llamé Poder del Alma—el poder del alma sobre la materia—de la mañana a la noche. En dos días, la inflamación había desaparecido por completo. En siete días, la piel de todo su cuerpo se aclaró y volvió a tener una apariencia normal. Este médico quedó tan impresionado que inmediatamente compró todos mis libros disponibles en ese momento, diciendo que estaba ansioso por leerlos todos.

La técnica de sanación del alma de Decir Hola es el alma sobre la materia.

La segunda historia del médico era sobre una mujer que sufría una gran masa (de unos cinco centímetros de diámetro) en el útero. El médico también le dijo que repitiera la técnica y la fórmula de sanación del alma de Decir Hola:

Querida alma, mente y cuerpo de mi útero,
Te amo.
Tienes el poder de sanarte a ti mismo.
Haz un buen trabajo.
Gracias.

Esta mujer repitió la fórmula de Decir Hola durante un total de más de dos horas al día.

Llevo décadas enseñando que las personas que sufren de dolor crónico o de enfermedades que ponen en peligro su vida necesitan hacer prácticas de sanación del alma durante al menos dos horas al día. No hay límite de tiempo. Cuanto más tiempo se practique, mejores serán los resultados que se obtengan. La práctica puede hacerse en segmentos más cortos. Recomiendo al menos veinte minutos por sesión de práctica. En el caso de condiciones muy graves y que pongan en peligro la vida, el tiempo total de práctica diaria (en cuantas sesiones de práctica individuales) debería ser de al menos dos horas.

La mujer con el tumor uterino practicaba durante dos horas o más al día. Después de tres semanas, su tumor desapareció. El médico dijo en mi taller que apenas podía creer lo que les había ocurrido a las dos mujeres con sólo repetir la fórmula de sanación del alma de Decir Hola.

Estas dos historias demuestran que la Ley Universal de Shen Qi Jing es también una ley de sanación y transformación. ¿Cómo? Es fácil de entender. Los cinco pasos de creación de la Ley Universal de Shen Qi Jing pueden crear sanación y transformación.

Paso 1. El alma es la información o el mensaje, que es un creador.

La técnica y la fórmula de sanación del alma de Decir Hola es la información que es un creador.

Paso 2. El alma dirige al corazón.

Cada célula de la piel tiene un alma. Cada célula de la piel tiene un corazón. Cada célula del tumor uterino tiene un alma. Cada célula del tumor uterino tiene un corazón. Los corazones de la piel, de las células de la piel, del útero, de las células del tumor uterino y de las células del tumor uterino reciben la información de sanación de la técnica de sanación del alma Decir Hola. Los corazones de las células pasan la información a las mentes o conciencias de las células de la piel y del útero.

Paso 3. El corazón dirige a la mente.

Cada célula de la piel, del útero y del tumor uterino tiene una mente. Las mentes de las células reciben la información de sanación de los corazones de las células. Las mentes procesan y luego pasan la información a la energía.

Paso 4. La mente dirige la energía.

La energía recibe la información de sanación de las mentes y se mueve. Este movimiento energético impulsa la materia.

Paso 5. La energía dirige a la materia.

La sangre es materia. La energía impulsa la sangre. La sangre fluye mejor. Todo el comportamiento bioquímico del cuerpo podría transformarse a nivel de las células. La materia de la piel y el tumor uterino podían transformarse a nivel de las células. Así, las dos mujeres se recuperaron completamente en poco tiempo.

La humanidad sufre muchas enfermedades. Las técnicas de sanación del alma, que son el alma sobre la materia, aplican la Ley Universal de Shen Qi Jing como una ley de creación, como una ley de sanación y transformación, y como una ley de iluminación (porque puede sanar y transformar el viaje espiritual de uno). Hemos recibido literalmente miles de resultados conmovedores y que tocan el corazón de aquellos que aplican la técnica de sanación y transformación del alma de Decir Hola para la sanación del cuerpo físico, el cuerpo emocional, el cuerpo mental y el cuerpo espiritual, así como para la transformación de las relaciones y las finanzas.

Peter Hudoba, médico y neurocientífico, ha dirigido numerosos estudios de investigación clínica en un total de más de seiscientos sujetos sobre los efectos de las técnicas de sanación del alma, incluida la sanación del alma de la Fuente del Tao, para varias condiciones. El capítulo once comparte parte de la esencia de esta investigación médica.

2

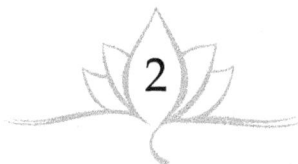

La Ciencia del Tao Explica la Ley Universal de Shen Qi Jing

L A DRA. RULIN XIU y yo creamos conjuntamente la Ciencia del Tao en 2016.

La Dra. Xiu es física cuántica y teórica de las cuerdas, y se doctoró en 1994 en la Universidad de California en Berkeley. También es empresaria, herborista, cantante, autora y Maestra y Sanadora formada bajo mi Tao Academy y yo mismo. La Ciencia del Tao es la culminación de sus tres décadas de trabajo en una teoría de gran unificación.

El Tao es la Fuente de todos y de todo. La Ciencia del Tao es la ciencia de la Fuente, la creación, la sanación, la transformación y la iluminación. La Ciencia del Tao es una nueva ciencia innovadora que ayuda a unificar la ciencia y la espiritualidad en el nivel más fundamental. La Ciencia del Tao es la ciencia de la gran unificación.

Según la antigua sabiduría china, que forma parte de la Ley Universal de Shen Qi Jing, todos y todo están hechos de tres cosas: shen (alma, corazón y mente), qi (energía) y jing (materia).

La investigación científica revela que estos tres constituyentes básicos de todos y de todo—el shen, el qi y el jing—corresponden generalmente a tres conceptos científicos: información, energía y materia.

La materia es lo que vemos, oímos, sentimos, observamos y experimentamos. Es todo en nuestra realidad física.

La energía es lo que cambia y mueve la materia.

La información es lo que determina la forma de la materia y la energía. Es lo que informa. Informar es responder a una pregunta. Las preguntas pueden plantearse de forma que la respuesta sea "sí" o "no". Por la tanto, la información puede representarse como una secuencia de "sí" y "no". Una computadora hace exactamente esto especificando la información mediante una serie de 0s y 1s. Viviendo en la era de la información, conocemos la importancia de esto. Por ejemplo, sabemos que la información sobre nuestra cuenta bancaria determina la cantidad de dinero que podemos retirar de ella.

La física moderna revela que todos y todo es un campo vibratorio. Una vibración, también llamada onda, es una oscilación periódica que se extiende en el espacio y el tiempo. Una vibración se describe por su frecuencia, longitud de onda, amplitud y velocidad. La frecuencia describe la rapidez con la que oscila la vibración. La longitud de onda es la distancia entre dos picos adyacentes de la vibración. La amplitud nos indica la altura de la oscilación. La velocidad indica la velocidad a la que se desplaza la vibración. Nuestro campo vibratorio contiene muchas vibraciones diferentes. Transporta información, energía y materia.

Aunque todo lo que observamos y experimentamos es materia, se necesita energía para mover y cambiar la materia, y es la información la que determina la energía y la materia. La información determina y crea lo que observamos y experimentamos. La información en nuestro campo vibratorio determina todos los aspectos de nuestra vida.

La información consta de tres aspectos: contenido de la información, receptor y emisor de la información y procesador de la información.

Encontramos que el contenido de la información en nuestro campo vibratorio es el espíritu o el alma. Dado que el contenido de la información determina todos los aspectos de la vida, el espíritu o el alma es la esencia de nuestra vida. Desempeña un papel fundamental en la configuración de nuestra vida. Cuando nuestro cuerpo físico deja de funcionar, el contenido de la información en nuestro campo vibratorio sigue existiendo. Por eso, nuestro espíritu o alma continúa su camino incluso cuando nuestra vida física termina.

La vida física es limitada. El espíritu o el alma pueden ser eternos. La vida física está determinada y dirigida por el espíritu o el alma. El propósito más elevado de nuestra vida física es servir al propósito de nuestra alma. Nuestra alma tiene su propósito. Cuando conocemos el propósito de nuestra alma, nuestra vida física puede ser más suave y tener mayor significado e impacto.

Tenemos un corazón físico y un corazón espiritual. El corazón espiritual es el que se menciona en los escritos espirituales. Hemos descubierto que el corazón espiritual es el receptor y emisor de información. La antena de una radio es un receptor de información. Puede recibir las vibraciones y la información de un programa de radio transmitido desde una estación de radio, haciendo posible que escuchemos la emisión. Del mismo modo, nuestro corazón espiritual, receptor y emisor de información, hace posible que la información de nuestra alma se manifieste en nuestra realidad. Sin la aplicación de nuestro corazón espiritual, no seríamos capaces de recibir toda la información positiva de nuestra alma para darnos el poder de manifestar la vida que queremos.

La mente es el procesador de la información. Al igual que una computadora, nuestra mente puede procesar la información recibida de nuestro corazón espiritual. El resultado de este proceso es una decisión, que puede ser consciente o subconsciente. Con esta decisión, la mente nos dice qué acción debemos tomar. De este modo, la mente dirige la energía y cambia la materia, nuestra realidad física.

En nuestra investigación, hemos descubierto que hay dos tipos de información: la positiva y la negativa.

La información positiva describe la conexión, el orden y la armonía que existe dentro de alguien o algo y con los demás. La información positiva da al alma el poder de crear simplemente dando un mensaje. La información positiva trae salud, longevidad, paz, eficiencia, buenas relaciones, finanzas abundantes y éxito en todos los aspectos de la vida. Una vida feliz, saludable y exitosa se construye sobre una base sólida de información positiva. Por lo tanto, el propósito de la vida es potenciar nuestra información positiva.

La información negativa es la desconexión, el desorden y la desarmonía dentro de alguien o algo y con los demás. La información negativa genera enfermedad, emociones desequilibradas, ineficacia, dificultades en las relaciones, bloqueos en las finanzas y falta de éxito en cualquier aspecto de la vida. La información negativa es la causa raíz de todas las enfermedades, desgracias y desafíos en la vida.

En una frase:

La información es la causa raíz del éxito y el fracaso en cualquier aspecto de la vida.

La información positiva es la causa del éxito. La información negativa es la raíz del fracaso. Por lo tanto, para sanar, transformar, potenciar y elevar nuestra vida en el nivel más profundo de la raíz es convertir la información negativa en nuestro campo vibracional en información positiva.

Todos y todo son un sistema de información. El alma, el corazón y la mente son tres aspectos importantes de nuestro sistema de información, que moldea todos los aspectos de nuestra vida. Desde el punto de vista de la información, la energía es el conductor de la información. La materia es el manifestador y transformador de la información. Nuestra vida física es la manifestación de la información de nuestra alma. Lo que experimentamos en nuestra vida y cómo lo experimentamos le dice a nuestra alma las consecuencias de la información que lleva a través de nuestro corazón, mente y cuerpo. El propósito de nuestra vida física es ayudar a nuestra alma a aprender, transformarse y elevarse a un nivel superior de información positiva.

Cuando damos un mensaje o información específica, la información específica comienza a atraer y dirigir la energía y la materia y conduce a los fenómenos que observamos y experimentamos. Así es como creamos nuestra propia realidad y nuestra propia vida.

La Ley de Shen Qi Jing es una ley de causa y efecto. La información, incluyendo el alma, el corazón y la mente, es la causa. Nuestra realidad física es el efecto de la información. Esto nos dice cómo nosotros mismos creamos cada aspecto de nuestra vida a partir de la información que damos y recibimos a través del pensamiento, el sentimiento, el habla, el oído, la vista, la escritura y otras acciones.

Si queremos crear una vida que realmente queremos, debemos ser disciplinados para pensar, sentir, hablar, oír, ver, escribir y transmitir la información adecuada, que es información positiva o mensajes positivos, sobre lo que queremos en la vida. Si pensamos, sentimos, hablamos, oímos, vemos, escribimos y transmitimos información sobre lo que no queremos, que es información negativa, experimentaremos lo que no queremos. Por eso tenemos que dejar de pensar, sentir, hablar, oír, ver, escribir y hacer cosas que transmitan información sobre lo que no queremos.

Cinco frases sagradas nos dicen que debemos evitar recibir y crear información negativa:

mu bu wang shi 目不妄视
er bu wang ting 耳不妄听
kou bu wang yan 口不妄言
nao bu wang xiang 脑不妄想
xin wu gua ai 心无挂碍

Esto significa:

Los ojos no ven las cosas negativas.
Los oídos no escuchan palabras o sonidos negativos.
La boca no dice palabras negativas.
La mente no tiene pensamientos negativos.
El corazón no está preocupado ni perturbado.

Buda enseñó "xin wu gua ai" 心无挂碍. Xin significa *corazón*. Wu significa *no*. Gua ai significa *estar preocupado* o *inquietarse*. Todas las preocupaciones transmiten información negativa, que crea la realidad de lo que nos preocupa. Cuando nuestro corazón no tiene ninguna preocupación, inquietud, miedo, pena, ira, sensación de carencia, depresión o cualquier negatividad, podemos crear y disfrutar de la vida que deseamos. Xin wu gua ai es una sabiduría importante y una práctica para crear la vida que queremos.

ಶಿ ಶಿ ಡಿ

La fuente de todos y de todo es el vacío. En física, el vacío se llama vacuidad. El vacío no tiene forma ni figura. No tiene espacio ni tiempo. La física cuántica nos dice que dentro del vacío hay infinitas posibilidades e infinita información, energía y materia. Todos y todo vienen de la Fuente. La Fuente está conectada con todos y todo. Por eso la Fuente tiene información, energía y materia positivas y puras.

La belleza y el poder de este libro provienen de la conexión con un campo de la Fuente del Tao para recibir la frecuencia y la vibración de la Fuente; la información, la energía y la materia más positivas de la Fuente; y el poder más elevado del alma sobre la materia de la Fuente para sanar y transformar nuestros campos negativos de información, energía y materia negativas.

3

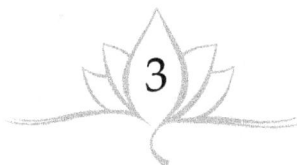

¿Por Qué la Gente Tiene Desafíos en la Salud, las Relaciones, las Finanzas y en Todos los Aspectos de la Vida?

MILLIONES DE PERSONAS sufren de enfermedades en el cuerpo físico, incluyendo todo tipo de dolor, inflamación, quistes, tumores, cáncer, COVID-19 y muchas otras enfermedades.

Millones de personas sufren de enfermedades en el cuerpo emocional, incluyendo la ira, la depresión, la ansiedad, la preocupación, la pena, el miedo, la culpa, la vergüenza, la soledad y más.

Millones de personas sufren enfermedades en el cuerpo mental, como la falta de concentración, la disminución de la memoria, el pensamiento negativo, el juicio, el ego y muchos trastornos mentales, como la esquizofrenia, el trastorno obsesivo compulsivo (TOC), el trastorno de estrés postraumático (TEPT) y entre otros.

Millones de personas sufren de enfermedades en el cuerpo espiritual, porque el alma puede llevar información negativa. De hecho, como hemos visto en la Ley Universal de Shen Qi Jing, la información negativa es la causa fundamental de todo tipo de enfermedades en los cuerpos físico, emocional, mental y espiritual.

Millones de personas tienen problemas de relación, incluso con sus parejas, padres, hijos, hermanos, otros parientes, amigos, jefes, empleados, colegas, organizaciones y más.

Las organizaciones, los sistemas de creencias, las ciudades, los países y más también podrían tener problemas de relación entre ellos.

Millones de personas tienen problemas medioambientales, como aire, agua o tierra contaminados, vivienda inadecuada, alimentos insalubres, falta de atención sanitaria y más.

Millones de personas tienen problemas financieros.

¿Por qué tenemos tantos desafíos en todos los aspectos de la vida?

¿Cuál es la clave para entender todos estos desafíos?

¿Existe una solución para estos desafíos?

Si es así, ¿cuál es la solución?

He escrito este libro para responder a estas cuatro preguntas. Sobre todo, escribí este libro para servirte a ti, a la humanidad y a la Madre Tierra.

En una frase:

> **La humanidad tiene todo tipo de desafíos en la salud, las relaciones, las finanzas, el viaje espiritual y todos los aspectos de la vida debido a la información, la energía y la materia negativas (shen qi jing negativo).**

¿Cuál es la clave para entender todos estos desafíos? En una frase, la clave es que el corazón y el alma se ven afectados e influenciados por la información, la energía y la materia negativas.

¿Existe una solución para estos desafíos? En una frase, la solución a todos los desafíos en la salud, las relaciones, las finanzas, el viaje espiritual y todos los aspectos de la vida es aplicar información, energía y materia positivas (shen qi jing positivo) para transformar la información, la energía y la materia negativas.

Información, Energía y Materia Positivas

La Ciencia del Tao afirma que la información, la energía y la materia pueden ser positivas o negativas. Esta revolucionaria idea nos ayuda a comprender en profundidad la enfermedad, la sanación y la transformación. ¿Qué son la información, la energía y la materia positivas? La información, la energía y la materia positivas son cualquier información, energía o materia que promueva el orden, la conexión y la armonía. La información, la energía y la

materia positivas pueden sanar y transformar la enfermedad, prevenirla, rejuvenecer, prolongar la vida, armonizar
las relaciones, impulsar las finanzas y los negocios e iluminar el viaje espiritual.

Hay diez cualidades que llevan la información, la energía
y la materia más positivas: el amor más grande, el perdón más grande, la compasión más grande, la luz más
grande, la humildad más grande, la armonía más grande,
el florecimiento más grande, la gratitud más grande, el
servicio más grande y la iluminación más grande. En el
capítulo 8 explicaré con más detalle estas diez cualidades
más grandes.

Como estas diez cualidades más grandes son la información, la energía y la materia más positivas, pueden
transformar todos los aspectos de la vida. Son la sabiduría
más elevada. Al mismo tiempo, son la práctica más
elevada. Llevan el poder más elevado.

En la sabiduría antigua, shu yi zai Dao 书以载道, lo que
significa que *la caligrafía se utiliza para llevar el Tao*. En este
libro, comparto dos Caligrafías del Tao que he escrito para
llevar algunas de las diez cualidades más grandes para
servirte, así como para servir a las familias, la humanidad, las organizaciones, las ciudades, los países y la
Madre Tierra.

La Caligrafía del Tao es la escritura de la Unidad de la
Fuente del Tao. Es arte. Es un arte más allá del arte que
puede sanar y transformar la salud, las relaciones, las
finanzas, el viaje espiritual y todos los aspectos de la vida.

Te enseñaré cómo practicar en el Campo de la Caligrafía del Tao para transformar cada aspecto de la vida. Las prácticas son simples pero profundas. La práctica es vital para que recibas los beneficios más grandes posibles que deseo que usted y cada lector reciban.

En una frase:

Buena salud, relaciones armoniosas, finanzas y negocios florecientes, y viajes espirituales iluminados se deben a información, energía y materia positivas.

Información, Energía y Materia Negativas

¿Qué son la información, la energía y la materia negativas? La información, la energía y la materia negativas son cualquier información, energía o materia que promueve el desorden, la desconexión y la desarmonía. La información, la energía y la materia negativas causan enfermedades, problemas en las relaciones y problemas financieros. La información, la energía y la materia negativas bloquean el viaje espiritual de la persona. La información, la energía y la materia negativas crean bloqueos en todos los aspectos de la vida.

El ser humano tiene un cuerpo físico, emocional, mental y espiritual.

En el cuerpo físico, cualquier falta de energía, vitalidad o resistencia; cualquier dolor, inflamación, quistes, tumores o cáncer; y todas las demás enfermedades son información, energía y materia negativas.

En el cuerpo emocional, la ira, la depresión, la ansiedad, la culpa, la vergüenza, la preocupación, la pena, el miedo y otros son información, energía y materia negativas.

En el cuerpo mental, la confusión, los trastornos mentales, la falta de concentración, la mala memoria, el ego y más, son información, energía y materia negativas.

En el cuerpo espiritual, no entender o no darse cuenta de la importancia del viaje del alma, que es el viaje espiritual, perderse en el propio viaje espiritual, crear errores de herir y dañar a otros y al medio ambiente, y más son información, energía y materia negativas.

Para las relaciones, cualquier desarmonía en cualquier tipo de relación es información, energía y materia negativas.

Para las finanzas, todos los bloqueos en cualquier aspecto de las finanzas son información, energía y materia negativas.

Para una empresa, cualquier desafío en cualquier parte del negocio es información, energía y materia negativas.

En una frase:

Todos los desafíos, bloqueos y fracasos en la salud, las relaciones, las finanzas y el viaje espiritual se deben a la información, la energía y la materia negativas.

Cómo Transformar la Información, Energía y Materia Negativas

Transformar todos los desafíos en la salud, las relaciones, las finanzas, el viaje espiritual y todos los aspectos de la vida es transformar la información, la energía y la materia negativas en información, energía y materia positivas.

Estoy encantado de ofrecer una herramienta práctica de la Fuente del Tao para ayudarte a ti, a las familias, a la sociedad, a las organizaciones, a la humanidad y a la Madre Tierra. Esta herramienta práctica se llama la Caligrafía del Tao.

La Caligrafía del Tao crea y lleva un campo más positivo de la Fuente Última, que puede transformar los campos negativos en toda la vida, incluyendo la salud, las relaciones, las finanzas y el viaje espiritual. La salud incluye cuatro cuerpos: físico, emocional, mental y espiritual. Continúo explicando el Campo de la Caligrafía del Tao en el próximo capítulo.

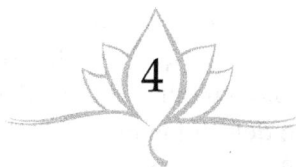

4

Campo

EL FÍSICO y químico inglés Michael Faraday acuñó el término "campo" en 1849.

Los científicos y otras personas han identificado y estudiado muchos tipos de campos, como:

- eléctrico
- magnético
- electromagnético
- gravitacional
- temperatura
- velocidad de flujo
- cuántico
- y más

En 1920, Albert Einstein se dio cuenta de que el concepto de campo, concretamente un campo gravitatorio, es una forma más precisa de describir la gravedad que como una fuerza. Por último, Einstein enfatizó que sólo hay una cosa real en el universo, que es un campo.

La física cuántica descubrió que todos y todo es fundamentalmente un campo vibratorio hecho de varias vibraciones. Una vibración, también llamada onda, es una oscilación periódica que se extiende por el espacio y el tiempo. La física cuántica revela además que nuestro campo vibratorio determina nuestras cualidades y experiencias vitales. Para ser una persona de buena calidad y experimentar una buena vida, necesitamos tener un buen campo vibratorio.

Un campo vibratorio bueno es el que lleva información, energía y materia positivas. La información, la energía y la materia positivas llevan conexión, orden y armonía. Son la causa de la buena salud, las relaciones armoniosas y el éxito en las finanzas y la carrera. Un campo vibratorio malo es el que lleva información, energía y materia negativas. La información, la energía y la materia negativas llevan desconexión, desorden y desarmonía. Son la causa de la enfermedad, las dificultades, los desafíos y los desastres.

Transformar la información, la energía y la materia negativas en el propio campo vibratorio en información, energía y materia positivas es sanar la enfermedad, superar la adversidad y convertir la carencia en abundancia a nivel de la raíz.

El Tao es el Creador y la Fuente Última. El campo vibratorio de la Fuente del Tao contiene información, energía y materia positiva ilimitada. La Fuente del Tao puede crear cualquier cosa. Puede proveer, apoyar y nutrir a todos y a todo. Conectar con el campo vibratorio de la Fuente es la forma más elevada y poderosa de sanar, transformar y empoderarnos.

Este libro comparte con la humanidad que el Campo de la Caligrafía del Tao es un campo de la Fuente del Tao, que el Campo de la Caligrafía del Tao existe y que el Campo de la Caligrafía del Tao está disponible para servirte ahora.

En el capítulo uno, expliqué la Ley Universal de Shen Qi Jing, que es una ley de creación, una ley de sanación, una ley de transformación y una ley de iluminación. El shen qi jing forma un campo.

Un ser humano está hecho de shen qi jing, que es alma, corazón, mente, energía y materia. El shen qi jing de un ser humano forma el campo del ser humano.

Un océano está hecho de shen qi jing, que forma un campo del océano.

La Madre Tierra está hecha de shen qi jing, que forma el campo de la Madre Tierra.

Un sistema solar tiene su propio shen qi jing, que forma el campo del sistema solar.

En resumen:

Todos y todo en innumerables planetas, estrellas, galaxias y universos están hechos de su propio shen qi jing. Su propio shen qi jing forma su propio campo.

Innumerables planetas, estrellas, galaxias y universos tienen shen qi jing positivo y negativo, que son sus campos positivos y negativos.

Campo Positivo

Cualquier campo que lleva buena salud, relaciones armoniosas, finanzas florecientes, progreso en el viaje espiritual o amor, paz y armonía a la humanidad, a la Madre Tierra y a innumerables planetas, estrellas, galaxias y universos es un campo positivo.

Campo Negativo

Cualquier campo que cause condiciones insalubres para la humanidad, relaciones inarmónicas, bloqueos en las finanzas, desafíos en el viaje espiritual, o que reduzca el amor, la paz y la armonía para la humanidad, la Madre Tierra y los innumerables planetas, estrellas, galaxias y universos es un campo negativo.

La Ley Universal de Shen Qi Jing nos dice que el shen qi jing positivo puede transformar el shen qi jing negativo. En otras palabras, un campo positivo podría transformar un campo negativo en la salud, las relaciones, las finanzas, el viaje espiritual y todos los aspectos de la vida.

Cómo Transformar un Campo Negativo a un Campo Positivo

Hay muchas maneras de transformar un campo negativo en un campo positivo.

En la medicina, los médicos, las enfermeras, los hospitales y demás ayudan a la gente a sanarse. Transforman los campos negativos en campos positivos.

La gente come alimentos y bebe agua. La gente se da cuenta de que comer alimentos adecuados y beber agua saludable son vitales para la vida. Cuando hacemos esto, estamos fortaleciendo nuestro campo positivo. Debemos evitar los alimentos insalubres y el agua contaminada porque llevan campos negativos.

Todos los tipos de educación en todos los aspectos de la vida deben enseñar sobre los campos positivos para empoderar a los estudiantes a transformar los campos negativos. Por ejemplo, la educación positiva en ciencia y tecnología trata de descubrir, desarrollar y aplicar campos positivos para ayudar a la humanidad a vivir más sana y feliz en todos los aspectos.

Honro todas las modalidades y métodos de sanación, todos los avances científicos y tecnológicos positivos, y todas las formas positivas que la humanidad ha creado y aplicado para transformar la información, la energía y la materia negativas en información, energía y materia positivas en todos los aspectos de la vida del ser humano.

No puedo enfatizar lo suficiente que el propósito de este libro es introducir el Campo de la Caligrafía del Tao. Este campo es creado por el arte transformativo de la Caligrafía del Tao, que lleva un sistema de información muy positivo del alma sobre la materia para ayudar a la humanidad a transformar todos los aspectos de la vida. La Caligrafía del Tao, que es el arte transformativo de la Unidad de la Fuente, es un portal para (a) conectar con la Fuente del Tao, (b) llevar un campo de la Fuente a la humanidad y a la Madre Tierra, y (c) hacerlo visible y tangible para la sanación, la transformación, la sabiduría, la nutrición, la prosperidad, el éxito y la iluminación en todos los aspectos de la vida.

En los próximos capítulos explicaré el Tao, la Caligrafía del Tao y el poder y la importancia de la Caligrafía del Tao.

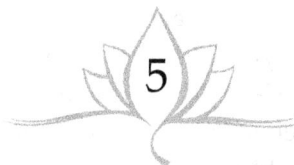

5

¿Qué es el Tao?

EL CONCEPTO DEL TAO fue presentado por Lao Zi, el antiguo sabio y autor del *Dao De Jing*. En el *Dao De Jing*, el explica que el Tao es el Creador y la Fuente Última y describe la Creación Normal del Tao.

La Creación Normal del Tao

La Creación Normal del Tao (figura 2) se explica en las cuatro primeras frases del capítulo cuarenta y dos del *Dao De Jing*:

Dao sheng yi 道生一
El Tao crea el Uno.

Lao Zi explica que el Tao es la Fuente Última. El Tao crea el Uno, que es el mundo de la Unidad, llamado mundo Wu. Wu 無 significa *vacío*. El mundo Wu no se puede ver, oír ni tocar. No tiene yin ni yang, ni espacio ni tiempo, ni imagen ni forma.

Uno, el mundo de la Unidad, se llama hun yuan yi qi 混元一氣. Hun yuan significa *borroso*. Yi significa *unidad*. Qi significa *energía*. Hay dos tipos de energía dentro del hun yuan yi qi. Están mezcladas y no son separables, porque hun yuan yi qi es energía de unidad borrosa. Los dos tipos de energía se denominan qing qi 清氣 y zhuo qi 浊氣. Qing qi es el qi limpio, puro y liviano. Zhuo qi es el qi perturbado, turbio y pesado. Permanecen en la condición hun yuan yi qi durante eones.

yi sheng er 一生二
Uno crea Dos.

Cuando llega el momento de la transformación del qi, Tao separa los dos qi en hun yuan yi qi, el mundo de la Unidad o del vacío borroso. Qing qi (qi liviano y limpio) se eleva para formar el Cielo. Zhuo qi (qi pesado, turbio) cae para formar la Madre Tierra. El Cielo y la Tierra son Dos, que son el mundo Yin Yang.

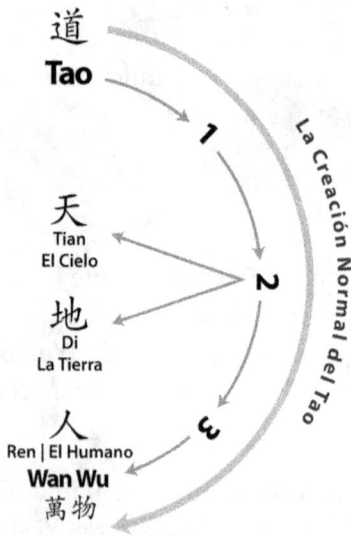

Figura 2. La Creación Normal del Tao

er sheng san 二生三
Dos crea Tres.

Hun yuan yi qi, el mundo de la Unidad, más el Cielo y la
Tierra, que son Dos o el mundo Yin Yang, crea el Tres. La
Unidad más el Cielo y la Tierra son Tres.

san sheng wan wu 三生萬物
Tres crea todas las cosas.

Wan significa *diez mil*, que representa lo *infinito*, lo *incontable*, o todo. Wu significa *cosas*. Wan wu es *todas las
cosas*. Tres, que es el mundo de la Unidad más el Cielo y
la Tierra, crea todas las cosas en innumerables planetas,
estrellas, galaxias y universos.

La Creación Inversa del Tao

Recibí la enseñanza de la Creación Inversa del Tao de la
Fuente del Tao. La Fuente del Tao me pidió que explicara
la Creación Inversa del Tao a la humanidad y a todas las
almas. Vea la figura 3.

Al igual que la Creación Normal del Tao, la Creación
Inversa del Tao también se describe en cuatro
frases sagradas:

wan wu gui san 萬物归三
Todas las cosas vuelven al Tres. (Gui significa *volver*
o *regresar*).

san gui er 三归二
El Tres vuelve al Dos.

er gui yi 二归一
El Dos vuelve al Uno.

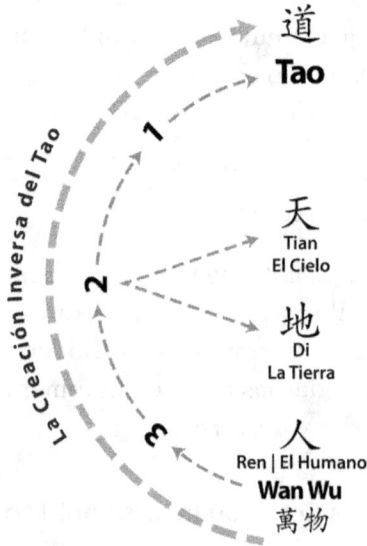

道
Tao

La Creación Inversa del Tao

1

天
Tian
El Cielo

2

地
Di
La Tierra

3

人
Ren | El Humano
Wan Wu
萬物

Figura 3. La Creación Inversa del Tao

yi gui Dao 一归道
Uno vuelve al Tao.

Juntos, la Creación Normal del Tao y la Creación Inversa
del Tao son una ley universal de reencarnación universal
que explica cómo el Tao crea el Uno, el Dos, el Tres y el
Wan Wu (todas las cosas), incluyendo innumerables planetas, estrellas, galaxias y universos, y cómo el Wan Wu
vuelve al Tres, al Dos, al Uno y al Tao, constantemente y
sin fin. Vea la figura 4.

La Creación Normal del Tao y la Creación Inversa del Tao
son profundas. Son:

- la sabiduría más elevada
- la filosofía más elevada
- la ciencia más elevada
- la práctica más elevada
- la sanación y transformación más elevada
- la realización más elevada
- la iluminación más elevada
- la verdad última

La Creación Normal del Tao y la Creación Inversa del Tao son la sabiduría sagrada y la verdad última que perduran durante eones. Lao Zi pudo expresar la Creación Normal del Tao a la humanidad en el *Dao De Jing*. Uno podría tardar décadas o vidas en comprender la profundidad y la sacralidad de la Creación Normal del Tao y la Creación Inversa del Tao. En una frase:

La Creación Normal del Tao y la Creación Inversa del Tao son el círculo de creación y reencarnación última para todos y todo en innumerables planetas, estrellas, galaxias y universos.

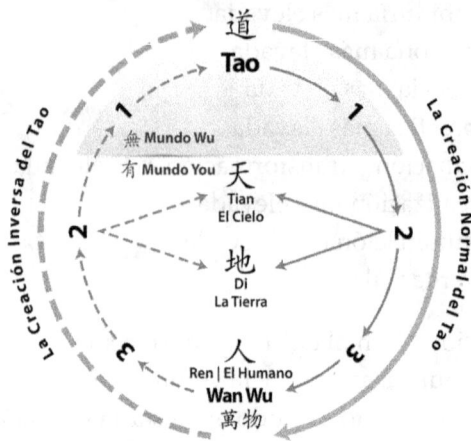

Figura 4. La Creación Normal del Tao y la Creación Inversa del Tao

El Creador y la Fuente Última

Me gustaría explicar el capítulo uno del *Dao De Jing*. El capítulo uno resume sucintamente la sabiduría secreta y el poder profundo de todo el *Dao De Jing*.

道可道，非常道
Dào kě dào, fēi cháng Dào

El Tao que se puede expresar con palabras o comprender con pensamientos no es el Tao permanente y verdadero.

Dào es el Tao, la Fuente Última.
Kě dào significa que *se puede explicar o comprender*.
Fēi significa que *no*.
Cháng significa *permanente*.

名可名，非常名
míng kě míng, fēi cháng míng
Cualquier cosa que pueda ser nombrada no es permanente.

Míng significa *nombre*.
Kě significa *poder*.
Fēi significa que *no*.
Cháng significa *permanente*.

Cualquiera que haya recibido un nombre no es perma-nente porque el camino humano es sheng lao bing si 生老病死 (*nacimiento, vejez, enfermedad, muerte*). El arco de la vida de todos y de todo es cheng zhu huai kong 成住坏空 (*crecer y desarrollarse, permanecer estable, dañarse y disminuir, desaparecer*). Este es el camino de todos y de todo en el mundo Yin Yang.

无名天地之始
wú míng tiān dì zhī shǐ
La condición sin nombre es el principio del Cielo y la Tie-rra.

Wú significa *no*.
Míng significa *nombre*.
Tiān significa *Cielo*.
Dì significa *Madre Tierra*.
Zhī es una partícula posesiva (equivalente a '*s en inglés*).
Shǐ significa *comienzo*.

La condición sin nombre es el Tao. El Tao crea el Uno, que es el mundo Wu (vacío). El Tao es el vacío. El Tao tam-bién crea el mundo You (la existencia), empezando por el Cielo y la Tierra (el Dos), como he explicado antes en este capítulo. La Madre Tierra es un planeta. Hay innumerables planetas, estrellas, galaxias y universos. La Fuente del Tao crea todos ellos, así como el Cielo, la Madre Tierra y los seres humanos.

有名万物之母
yǒu míng wàn wù zhī mǔ
Los que tienen nombre son la madre de wan wu (innumerables cosas).

Yǒu significa *existir* o *tener*.
Wàn significa *diez mil*. Diez mil en chino representa el *infinito* o el *incontable* o el *todo*.
Wù significa *cosa*.
Mǔ significa *madre*.

Tian y di tienen nombre: *Cielo* y *Tierra*. Tian di, Cielo y Tierra, son el mu qin (madre) de todos y de todo. Como explicó Lao Zi en la Creación Normal del Tao, el Cielo y la Tierra son Dos. El Dos crea el Tres. El Tres crea a todos y a todo.

故常无，欲以观其妙
gù cháng wú, yù yǐ guān qí miào
Por lo tanto, estar permanentemente en la condición Wu, que es kong (vacío). En esta condición, uno puede observar el Tao profundo sin intención, restricción o limitación.

Gù significa *por tanto*.
Cháng significa *permanente*.
Wú significa *vacío*, que es el Tao y yi (Unidad).
Yù yǐ guān qí miào significa *poder observar la profundidad del Tao*.

Cuando se alcanza la condición qing jing 清靜 (pura, tranquila y pacífica) en el corazón, entonces se puede entrar en la quietud (ding 定), lo que significa que no hay "yo, yo, yo" ni pensamientos. En esta condición ding de olvidarse de uno mismo, se puede observar la profundidad y la sacralidad del Tao. Esta es una condición espiritual muy avanzada que no es fácil de alcanzar.

常有，欲以观其徼
cháng yǒu, yù yǐ guān qí jiào

Estar permanentemente en la condición del You para observar la inmensidad del mundo del You. En esta condición, uno puede observar el mundo del You con intención, restricciones y limitaciones.

Cháng significa *permanente*.
Yǒu significa *existencia*.
Yù significa *desear* o *poder*.
Guān significa *observar*.
Qí se refiere *al Tao*.
Jiào significa *límite*.

Para ver la Madre Tierra y los innumerables planetas, estrellas, galaxias y universos en el mundo del You, los ojos físicos, la conciencia y el conocimiento de un humano no son suficientes. Utilizando el telescopio más avanzado, la luz de las estrellas más lejanas todavía tarda miles de millones de años en llegar a nuestros ojos físicos. Por muy vasto que sea, el mundo del You es limitado. Tiene todo tipo de restricciones y limitaciones.

此两者，同出而异名，同谓之玄
cǐ liǎng zhě, tóng chū ér yì míng, tóng wèi zhī xuán

Estos dos (mundos Wu y You) provienen de la misma fuente (Tao), pero tienen nombres diferentes. Ambos son profundos.

Cǐ significa *esto*.

Liǎng zhě significa *dos* (mundos Wu y You).

Tóng chū significa que *ambos vienen del Tao*.

Ér significa *pero*.

Yì míng significa *diferentes nombres*.

Tóng wèi zhī xuán significa que *ambos son profundos, misteriosos, sagrados e inimaginables*.

玄之又玄，众妙之门
xuán zhī yòu xuán, zhòng miào zhī mén

Los mundos Wu y You son profundos más allá de lo profundo, misteriosos más allá de lo misterioso, sagrados más allá de lo sagrado e inimaginables más allá de lo inimaginable: la puerta a todas las enseñanzas y reinos sagrados.

Xuán significa *sacralidad* o *profundidad*.

Yòu se utiliza aquí para indicar un significado más profundo de xuán más allá del significado literal de xuán.

Zhòng significa *todo*.

Miào significa *profundo, misterioso, sagrado o inimaginable*.

Zhī es una partícula posesiva, equivalente a *'s* en inglés.

Mén significa *puerta*.

Zhong miao zhi men significa *la puerta de toda la sabiduría sagrada, el poder y los reinos*.

Lao Zi explicó el Tao en muchos capítulos del *Dao De Jing*. El primer capítulo es la clave de la profunda sabiduría y el poder del Tao. Permíteme resumir el concepto del Tao:

- El Tao no se puede explicar con palabras ni comprender con pensamientos.
- El Tao no se puede ver, oír ni tocar.
- El Tao crea el mundo Wu y el mundo You, que son las puertas profundas de la sabiduría, la filosofía, la ciencia, la cultura, la práctica y el poder para todos y todo en innumerables planetas, estrellas, galaxias y universos.
- El Tao no tiene yin, ni yang, ni tiempo, ni espacio, ni imagen, ni forma, ni sonido.
- Sigue a Tao, florece. Ve contra el Tao, termina.
- El Tao lleva las diez naturalezas más grandes, que son Da Ai 大愛—el Amor Más Grande, Da Kuan Shu 大宽恕—el Perdón Más Grande, Da Ci Bei 大慈悲—la Compasión Más Grande, Da Guang Ming 大光明—la Luz Más Grande, Da Qian Bei 大谦卑—la Humildad Más Grande, Da He Xie 大和谐—la Armonía Más Grande, Da Chang Sheng 大昌盛—el Florecimiento Más Grande, Da Gan En 大感恩—la Gratitud Más Grande, Da Fu Wu 大服务—el Servicio Más Grande, y Da Yuan Man 大圆满—la Iluminación Más Grande.
- El Tao expresa sus diez naturalezas más grandes y poderes como un campo de la Fuente del Tao.
- El Tao lleva la información, la energía y la materia más positivas de la Fuente (shen qi jing), que puede transformar la información, la energía y la materia negativas.
- El Tao es el Creador Último, que es el alma más elevado. Por lo tanto, el Tao lleva el poder más

elavado del alma, que es el *Tao sobre la materia*. El Tao sobre la materia es el alma más elevada sobre la materia. El alma sobre la materia significa que el alma puede hacer que las cosas sucedan para ayudar a sanar, transformar e iluminar toda la vida. El Tao sobre la materia significa que el Tao lleva el poder más elevado para sanar, transformar e iluminar toda la vida.

En una frase:

El Tao es El Camino de toda la vida.

¿Qué es De?

De 德 es el shen kou yi 身口意 del Tao. Este shen significa *actividades, acciones y comportamientos*. Kou significa *la palabra*. Yi significa *pensamientos*.

De es virtud, que es nutrientes de la Fuente. El ser humano recibe los nutrientes de la fruta, la verdura y la carne, entre otros, que contienen vitaminas, minerales, aminoácidos, proteínas y otros nutrientes esenciales.

Como de proviene de la Fuente del Tao, también lleva los nutrientes de la Fuente, incluidos los líquidos de la Fuente, las vitaminas, los minerales, los aminoácidos, las proteínas, los néctares y la luz. Los nutrientes humanos se pueden ver, saborear, tocar y sentir. Los nutrientes de la Fuente no se pueden ver, saborear, tocar ni sentir.

La humanidad no se ha dado cuenta suficientemente de que los nutrientes de la Fuente del Tao están disponibles.

Hay una frase antigua que todo el mundo debería conocer: Dao sheng de yang 道生德养; el *Tao crea, de nutre*. El Campo del Arte Transformativo de la Caligrafía del Tao aporta el poder del Tao con los nutrientes de la Fuente del Tao para sanar, prevenir enfermedades, rejuvenecer, nutrir y prolongar la vida, transformar las relaciones y las finanzas, iluminar el alma y transformar todos los aspectos de la vida.

En una frase:

> **De es nutrientes del Tao para nutrir a todos**
> **y a todo en innumerables planetas, estrellas,**
> **galaxias y universos.**

El Poder y el Significado del Tao y el De

El Tao es el Creador Último que crea constantemente innumerables planetas, estrellas, galaxias y universos. La Madre Tierra es sólo una planeta. El Tao también crea a los seres humanos, a los animales, a todos y a todo. Esta es una de las principales sabidurías antiguas. Se puede resumir en una frase:

> **El Tao crea y nutre innumerables planetas,**
> **estrellas, galaxias y universos, y a todos y a**
> **todo, incluidos los seres humanos.**

El Tao son los principios y leyes universales. La salud tiene un Tao. Las relaciones tienen un Tao. Los negocios y las finanzas tienen un Tao. La educación tiene un Tao. Todos los aspectos de la vida tienen un Tao.

El Tao es El Camino de toda la vida.

El de, como el shen kou yi del Tao y nutrientes de la Fuente, nutre a todos y a todo.

El Tao y el de existen en todos y en todo. Existe una filosofía y una sabiduría antigua:

shun Dao chang, ni Dao wang 顺道昌，逆道亡

Esto significa *sigue a Tao, florece; ve contra Tao, acaba o termina*. Todos y todo en innumerables planetas, estrellas, galaxias y universos siguen naturalmente este principio. Muchas personas pueden no darse cuenta de esto.

En resumen, el Tao es el Creador Último. El de es la nutrición del Tao. El Tao crea y el de nutre.

El Tao es los principios y las leyes universales. El Tao es el camino de toda la vida. El Tao es invisible. Lao Zi explicó claramente en el *Dao De Jing* que el Tao no se puede ver, oír ni tocar. Sigue a Tao, florece. Ve contra Tao, acaba o termina.

Esto es para enseñar a todo el mundo que, independientemente de que uno se dé cuenta o crea en el Tao, como Fuente Última *está* guiando a la humanidad, a todos y a todo. De como nutrientes de la Fuente está nutriendo a la humanidad, a todos y a todo.

He aplicado la sabiduría y los principios del Tao y de para crear miles de resultados conmovedores para la sanación, las relaciones armoniosas y las finanzas florecientes. Hemos completado la investigación científica en más de seiscientos sujetos para demostrar la eficacia y la simplicidad del servicio de Tao de. (Algunos de los resultados de nuestra investigación se presentan en el capítulo once.) El Arte Transformativo de la Caligrafía del Tao es una de nuestras herramientas más importantes para la sanación y la transformación. Explicaré el Arte Transformativo de la Caligrafía del Tao y te guiaré en la práctica para que puedas experimentar su poder y significado y recibir sus beneficios.

6

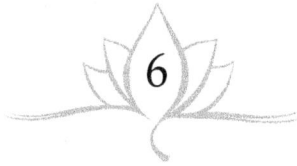

La Caligrafía China

LOS PRIMEROS REGISTROS escritos conocidos en China se remontan a la dinastía Shang (1600-1046 a.C.), concretamente al reinado del emperador Wu Ding 武丁, aproximadamente en el siglo XIII a.C. En el palacio del emperador se llevaban registros mediante tallas en la parte inferior de los caparazones de tortuga y en los huesos de buey. También los utilizaban los adivinos e incluso los propios emperadores para hacer predicciones; de ahí que también se les llama "huesos de oráculo". Los símbolos tallados pueden considerarse el primer sistema de escritura de caracteres chino conocido y la madre de todas las escrituras chinas subsiguientes.

La caligrafía china es el arte de escribir caracteres chinos. Junto con la pintura, es una de las artes chinas más importantes de la antigüedad, que adquirió importancia y veneración durante la dinastía Dong Han 东汉 (Han Oriental) (25-220 d.C.).

La figura 5 muestra parte de la evolución y los diferentes estilos de caligrafía china de seis caracteres chinos básicos, de arriba a abajo: ri 日 (*sol*), yue 月 (*luna*), shan 山 (*montaña*), tian 田 (*campo*), huo 火 (*fuego*) y shui 水 (*agua*).

Jia gu wen es la escritura utilizada para los huesos de oráculo.

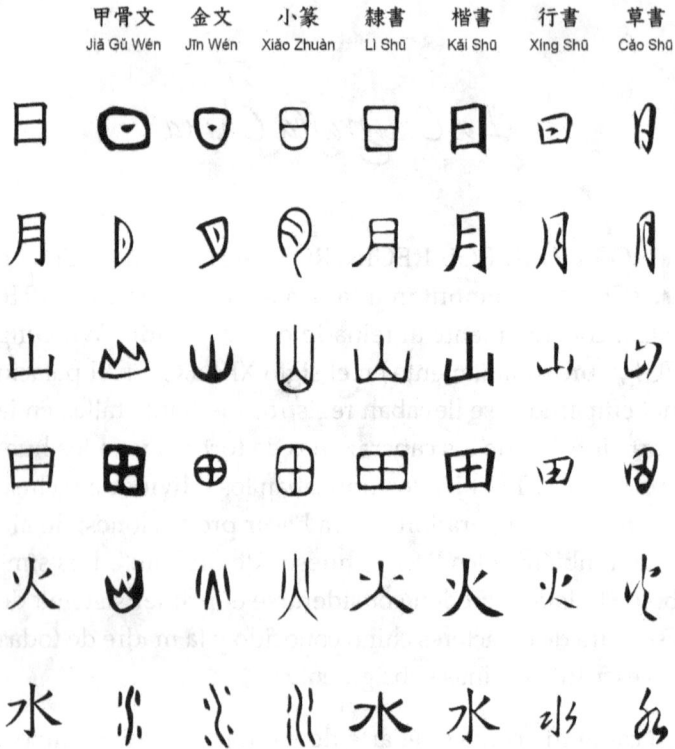

甲骨文	金文	小篆	隸書	楷書	行書	草書
Jiǎ Gǔ Wén	Jīn Wén	Xiǎo Zhuàn	Lì Shū	Kǎi Shū	Xíng Shū	Cǎo Shū

Figura 5. Evolución y Estilos de Seis Caracteres Chinos Básicos en la Caligrafía China

El jin wen ("escritura de metal") se inscribía en vasijas rituales de bronce y otros objetos, principalmente desde el siglo XIII a.C. hasta el 770 a.C.

Xiao zhuan es la pequeña escritura para sellos

estandarizada por la dinastía Qin hacia el año 213 a.C.. Es una forma simplificada del da zhuan, la gran escritura del sello utilizada en la dinastía Zhou, entre el siglo XI a.C. a 256 a.C. El da zhuan, también llamado zhou wen 籀文, evolucionó directamente del jin wen.

El Li shu ("escritura clerical") se simplificó a partir de la xiao zhuan ("escritura de sello pequeño") hacia el año 200 a.C. y se convirtió en la escritura oficial en la dinastía Han.

El kai shu es el estilo de "escritura regular" de la caligrafía china, desde el año 250 d.C.. Alcanzó su madurez hacia el siglo VII d.C. es hasta hoy la escritura de caligrafía hanzi 汉字 (caracteres chinos) más común. También se utiliza habitualmente en las publicaciones impresas.

El Xing shu es el estilo de caligrafía china de "escritura corrida", del siglo IV d.C.

El Cao shu es un estilo de caligrafía china en letra cursiva, literalmente "letra de hierba", del siglo VII d.C.

La figura 6 muestra estos mismos seis caracteres en la Caligrafía del Tao. En el próximo capítulo explicaré la Caligrafía del Tao, el Arte Transformativo de la Unidad de la Fuente del Tao.

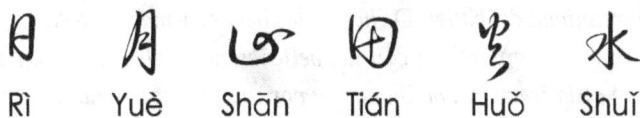

Rì   Yuè   Shān   Tián   Huǒ   Shuǐ

Figura 6. Seis Caracteres Chinos Básicos en la Caligrafía de la Unidad del Tao

A lo largo de su evolución e innovación durante siglos, la caligrafía china ha sido un arte visual único que siempre irradia belleza. Las técnicas y la filosofía de la antigua caligrafía china tuvieron una fuerte influencia en la pintura china. Ambas se fusionaron incluso en muchas obras.

El desarrollo de los caracteres chinos (hanzi) a lo largo de tres milenios y medio es un elemento vital de la caligrafía china. Esta forma de arte fue creada y desarrollada como parte integral de la cultura china y honrada como una de las artes más importantes y prestigiosas de la cultura. Por tanto, podemos decir que los caracteres chinos son uno de los elementos fundamentales de la cultura china.

El hecho de que la caligrafía china se base en caracteres chinos la distingue de otras caligrafías. La caligrafía china es un arte expresivo creado originalmente durante las dinastías Qin 秦 (221-207 a.C.) y Han 汉 (206 a.C.-220 d.C.). La caligrafía china es alabada como "poesía sin lenguaje ni palabras", "danza sin movimiento", "pintura sin imagen" y "música sin sonido". El historiador R. Dawson ha escrito maravillosamente:

Los caracteres impresos son como las figuras de una fotografía victoriana, que se mantienen rígidos para llamar la atención; pero los escritos con pincel bailan por las páginas con la gracia y la vitalidad del ballet. De hecho, las bellas formas de la caligrafía china se comparaban con las bellezas naturales, y se pensaba que cada trazo estaba inspirado por un objeto natural y tenía la energía de un ser vivo. En consecuencia, los calígrafos chinos buscaban la inspiración observando los fenómenos naturales.

La caligrafía china representa la extensa sabiduría, el conocimiento y la profunda erudición de la historia y la cultura de China. Se ha convertido en el símbolo o firma de la nación de China.

7

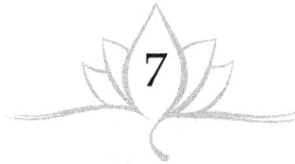

¿Qué es la Caligrafía del Tao?

APRENDÍ LA CALIGRAFÍA del Tao de la difunta Profesora Li Qiuyun, que enseñaba en la Universidad de Toronto. Fue honrada por las Naciones Unidas como autoridad mundial en el lenguaje china. Estudió en China con Tai Shi 太师, el "maestro supremo" de la familia del último emperador de China.

La Profesora Li era la única titular del linaje de un estilo único de caligrafía china llamado yi bi zi 一笔字, que significa *carácter de un solo trazo*. En la escritura regular tradicional (vea también los ejemplos de kai shu en la figura 5 de la página 56), algunos caracteres se escriben con veinte, incluso treinta o más trazos individuales. En el yi bi zi, cada carácter, independientemente del número de trazos individuales que contenga, se escribe con un solo trazo continuo del pincel. Incluso frases enteras formadas por varios caracteres pueden escribirse con un solo trazo continuo.

Me sentí muy honrado de convertirme en el único titular del linaje de la Profesora Li. Después de aprender yi bi zi, puse el poder de la Fuente del Tao en mis caligrafías de yi bi zi para la sanación y la transformación. El poder de la Fuente del Tao, que incluye la frecuencia y la vibración de la Fuente, el amor y la luz de la Fuente, y la información, la energía y la materia más positivas de la Fuente, transforma la caligrafía yi bi zi en Caligrafía del Tao. La Profesora Li apoyó plenamente la Caligrafía del Tao e hizo un documental conmigo.

Ahora, puedo explicar la Caligrafía del Tao claramente. La Caligrafía del Tao es el Arte Transformativo de la Unidad de la Fuente. La Caligrafía del Tao crea y lleva un Campo de la Fuente del Tao. El Tao existe en todos y en todo.

Un Campo de la Caligrafía del Tao lleva:

- el poder del Tao, el Creador y la Fuente Última
- el amor y luz de la Fuente. *El amor disuelve todos los bloqueos. La luz sana y transforma toda la vida.*
- la frecuencia y la vibración de la Fuente, que puede transformar la frecuencia y la vibración negativas para toda la vida
- la información, energía y materia más positiva de la Fuente, que puede transformar la información, la energía y la materia negativas para toda la vida
- capacidades infinitas de la Fuente
- el poder más elevado de la Fuente del alma sobre la materia. *El alma puede hacer que las cosas sucedan. El Tao tiene el poder más grande para hacer que las cosas sucedan.*
- un Campo de la Fuente para transformar los campos negativos en toda la vida.

Por lo tanto, llamo a la Caligrafía del Tao "Arte Transformativo de la Unidad de la Fuente", "Arte Transformativo de la Caligrafía del Tao" y más.

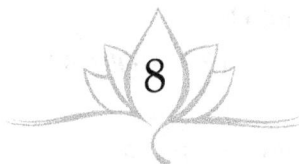

El Arte Transformativo de la Caligrafía del Tao Encarna las Diez Cualidades más Grandes para Transformar e Iluminar Todos los Aspectos de la Vida

EN LA INTRODUCCIÓN expliqué el shu yi zai Dao, que significa que *la caligrafía se utiliza para llevar el Tao.* ¿Cómo lo hace la Caligrafía del Tao? La Caligrafía del Tao, Arte Transformativo de la Unidad de la Fuente, lleva las diez cualidades más grandes, que son diez cualidades del Tao. Estas diez cualidades más grandes pueden transformar toda la vida, incluyendo la salud, las relaciones, las finanzas y el viaje espiritual.

¿Cómo funciona la Caligrafía del Tao? En una frase:

El Arte Transformativo de la Caligrafía del Tao conlleva un Campo Creador y Fuente Última que podría transformar toda la vida,

incluyendo la salud, las relaciones, las finanzas, y el viaje espiritual.

Aplica el Campo del Arte Transformativo de la Caligrafía del Tao para sanar el cuerpo físico.

Aplica el Campo del Arte Transformativo de la Caligrafía del Tao para sanar el cuerpo emocional.

Aplica el Campo del Arte Transformativo de la Caligrafía del Tao para sanar el cuerpo mental.

Aplica el Campo del Arte Transformativo de la Caligrafía del Tao para sanar el cuerpo espiritual.

Aplica el Campo del Arte Transformativo de la Caligrafía del Tao para transformar todo tipo de relaciones.

Aplica el Campo del Arte Transformativo de la Caligrafía del Tao para transformar las finanzas y los negocios.

Aplica el Campo del Arte Transformativo de la Caligrafía del Tao para iluminar el viaje espiritual.

Aplica el Campo del Arte Transformativo de la Caligrafía del Tao para sanar, transformar e iluminar todos los aspectos de la vida.

Me gustaría compartir una historia conmovedora sobre David Meltzer, un renombrado orador, autor y empresario, y los beneficios que ha recibido al aplicar el Campo del Arte Transformativo de la Caligrafía del Tao.

Disfrute de este breve vídeo:

Como David comparte en el vídeo, ha experimentado un gran éxito en su vida. A los treinta años ya era multimillonario y se convirtió en el Director General de la agencia deportiva más notable del mundo, que sirvió de inspiración y modelo para la película "Jerry Maguire".

A pesar de todo el éxito de David, la felicidad estaba fuera de su alcance. Tras pasar por serios problemas personales, David dice que aprendió una valiosa lección: no se puede comprar el amor ni la felicidad.

David y yo nos conocimos hace unos diez años a través de nuestro agente literario común, Bill Gladstone. David compartió su respuesta inicial al conocerme:

Yo era extremadamente escéptico. Yo representaba a los mejores atletas, celebridades y artistas del mundo, personas que llevaban el espíritu de la excelencia. Hacía falta mucho para llamar mi atención cuando se trataba de vibración, frecuencia o luz. Pero una vez que conocí al Dr. y Maestro Sha, supe que había algo especial. Había un espíritu de excelencia y quería estar cerca de él.

Le regalé a David dos Caligrafías del Tao y le indiqué que las trazara durante diez minutos al día. David lo hizo con dedicación y su vida empezó a cambiar:

Mi vida cambió radicalmente: mi salud, mis relaciones, mi perspectiva, mi mentalidad. A veces ni siquiera sé de dónde vienen la sabiduría y la iluminación. Las personas que me conocen desde hace años comentan cuando ven los discursos y los libros y los programas de televisión y todas las cosas en las que participo y dicen: "¿Cuándo te has vuelto tan inteligente?"

Aunque no hay ninguna lógica ni razón que te diga que por trazar una obra de arte en tu pared tu vida va a cambiar, funcionan. Puedo decirte que no sé cómo funciona. Pero subo a los aviones unos doscientos días al año y todavía no sé cómo vuela un avión, pero tengo fe cada vez que subo a un avión en que es más seguro que conducir mi coche hasta casa. Tengo fe en esas caligrafías. Mi vida ha sido impactada exponencialmente en todos los aspectos: desde la salud, la felicidad, la riqueza y la valía. ¿Qué más se puede pedir?

La gente viene y me dice: "Sr. Meltzer, ¿qué puedo hacer para cambiar mi vida? Lo primero que les digo es que digan "gracias" antes de acostarse y al levantarse. Lo siguiente que les digo es que consigan una caligrafía del Maestro Sha y la tracen. Ambas cosas no llevan mucho tiempo, y ambas han influido en mi vida más que cualquier otra cosa que haya hecho.

El deseo y la petición originales de David Meltzer eran de abundancia financiera. Recibió una enorme abundancia financiera a los dieciocho meses de recibir y trazar la Caligrafía del Tao *Ye Chang Sheng* 道業昌盛 (*la carrera del Tao florece*) y ha seguido recibiendo más y más. Sin embargo, también explicó que ha recibido mucho más que abundancia financiera: la mejora de la armonía familiar, la sabiduría inspirada, la capacidad de cumplir su mayor sueño de servir a la humanidad—todo esto y más ha transformado totalmente su vida.

He escrito este libro para servirte a ti y a toda la humanidad a través de la Caligrafía del Tao. Deseo profundamente que toda la humanidad se beneficie de la Caligrafía del Tao. Este es el primer libro de mi serie de la Caligrafía del Tao. Rápidamente escribiré muchos más libros. Por favor, vea la página 183 para los primeros diez libros que he sido guiado a compartir con la humanidad en esta serie de libros.

La Caligrafía del Tao, Fuente de la Unidad, es portadora de las naturalezas y los poderes del Tao. Lleva las diez más grandes naturalezas y poderes del Tao:

1. Da Ai 大愛—El Amor Más Grande
2. Da Kuan Shu 大宽恕—El Perdón Más Grande
3. Da Ci Bei 大慈悲—La Compasión Más Grande
4. Da Guang Ming 大光明—La Luz Más Grande
5. Da Qian Bei 大谦卑—La Humildad Más Grande
6. Da He Xie 大和谐—La Armonía Más Grande
7. Da Chang Sheng 大昌盛—El Florecimiento Más Grande
8. Da Gan En 大感恩—La Gratitud Más Grande
9. Da Fu Wu 大服务—El Servicio Más Grande
10. Da Yuan Man 大圆满—La Iluminación Más Grande

Voy a explicar cada una de estas cualidades de Diez Da (*Más Grande*) con más detalle.

Da Ai—El Amor Más Grande:
Disuelve Todos los Bloqueos y Transforma Toda la Vida

Recibí de la Fuente cuatro frases sagradas sobre Da Ai, el Amor Más Grande:

yi shi da ai	一 施大愛
wu tiao jian ai	无条件愛
rong hua zai nan	融化灾难
xin qing shen ming	心清神明

一 施大愛 yi shi da ai
Primero da el amor más grande a la humanidad y a todas las almas
Yi significa *primero*. Shi significa *dar*. Da significa *más grande*. Ai significa *amor*.

无条件愛 wu tiao jian ai
Amor incondicional
Wu significa *no*. Tiao jian significa *condición*.

融化灾难 rong hua zai nan
Disuelve todas las catástrofes, dificultades y desafíos
Rong hua significa *disuelve*. Zai nan significa *desastres, dificultades y desafíos*.

心清神明 xin qing shen ming
El corazón es puro y limpio y el alma, el corazón y la mente están iluminados
Xin significa *corazón*. Qing significa *puro y limpio*. Shen significa *alma, corazón y mente*. Ming significa *iluminado*.

La antigua sabiduría espiritual enseña que el corazón alberga la mente y el alma. Las enfermedades físicas se deben a la contaminación del corazón espiritual, que incluye la avaricia; la ira; la falta de sabiduría en las actividades, la palabra y los pensamientos; la duda; el ego; el deseo de fama o dinero; los celos; la competencia; la naturaleza combativa; y más. Estos y otros tipos de contaminación en el corazón espiritual son la verdadera causa de la enfermedad en el cuerpo. Millones de personas son conscientes de ello. Millones de personas pueden no ser conscientes de ello. Por lo tanto, para transformar la enfermedad física, así como para transformar las relaciones y las finanzas, uno debe transformar su corazón espiritual. Transformar el corazón espiritual es eliminar la contaminación del corazón espiritual, que son los bloqueos en el corazón espiritual.

Xin qing, un corazón puro y limpio, es un corazón espiritual que ha sido limpiado de contaminación o bloqueos.

Shen ming es un alma, un corazón y una mente iluminados.

Xin qing shen ming es primero para limpiar los bloqueos espirituales del corazón. Entonces, la iluminación del alma, el corazón y la mente puede seguir.

¿Qué es la iluminación? Estar iluminado es ser consciente—específicamente, ser consciente de las verdades universales y realizarlas y encarnarlas. Ser consciente es comprender que la Fuente del Tao es el Creador Último que crea el Cielo, la Tierra y los innumerables planetas, estre-llas, galaxias y universos. La Fuente del Tao es el Camino de toda la vida.

Millones de personas buscan la iluminación del alma, lo que significa alcanzar esta conciencia. Es posible que millones de personas no busquen la iluminación. Es posible que la gente no se dé cuenta de que el xin qing shen ming—limpiar y purificar el corazón espiritual e iluminar el alma, el corazón y la mente—puede ayudar a sanar muchas enfermedades, a resolver muchos problemas de relaciones y financieros, y a hacer grandes progresos en el viaje espiritual.

¿Cómo se puede lograr el xin qing shen ming? Aplicando la información, la energía y la materia positivas, que es un campo positivo, para transformar el campo negativo de todo tipo de contaminación espiritual del corazón.

La Caligrafía del Tao crea y transporta un campo de la Fuente que podría transformar todo tipo de contaminación espiritual. Por lo tanto, la Caligrafía del Tao podría transformar toda la vida, incluyendo la salud, las relaciones, las finanzas y el viaje espiritual, y finalmente ayudar a uno a alcanzar la iluminación del alma, el corazón y la mente.

En resumen, las cuatro frases sagradas sobre Da Ai nos dicen:

yi shi da ai	*Primero da el amor más grande a los demás y a la humanidad*
wu tiao jian ai	*Amor incondicional*
rong hua zai nan	*Disuelve todos los desastres y desafíos*

xin qing shen ming   *Limpia y purifica el corazón,*
                            ilumina el alma, el corazón y
                            la mente

Da Ai es la base del Shi Da 十大. Shi significa *diez*. Da significa *más grande*. Shi Da o Diez Da son las diez naturalezas, cualidades y poderes más grande de la Fuente del Tao.

Da Ai es el amor más grande. El amor más grande es el amor incondicional. El amor más grande es el amor desinteresado. Amar incondicionalmente es amar sin esperar nada a cambio. Es fácil decirlo. Es difícil de hacer. Pero es posible. Piensa en la vida de un ser humano. Los padres dan amor a su bebé. En general, los padres dan a su bebé amor incondicional.

Dar amor incondicional es amar totalmente desde el corazón y el alma, sin pedir nada a cambio. ¿Cómo se puede dar amor incondicional a los demás y a la humanidad? La clave es reducir el "yo, yo, yo". Es muy difícil para una persona egocéntrica o egoísta dar amor incondicional.

Piensa en el Cielo, la Tierra, el sol y la luna. ¿Piden algo a cambio de su alimento, sustento, calor, luz y más? Todos ellos son servidores incondicionales con un amor incondicional.

Millones de personas honran a la Madre María. Millones de personas honran a diferentes santos y budas. La Madre María y otros santos y budas más elevados son portadores de un amor incondicional. Han creado innumerables resultados conmovedores y milagrosos a través de la sanación y la transformación en todos los aspectos de la vida. Por lo tanto, Da Ai, el amor más grande e incondicional, lleva un poder increíble para transformar toda la vida, incluyendo la salud, las relaciones, las finanzas y el viaje espiritual.

En este libro, introduzco además una nueva forma de llevar y aplicar el Da Ai, el amor más grande e incondicional. Esta nueva forma es el *Da Ai* de la Caligrafía del Tao. Cuando escribo *Da Ai* de la Caligrafía del Tao, me conecto con la Fuente del Tao. La Fuente del Tao vierte en la caligrafía el amor de la Fuente, que es el amor más grande. Por lo tanto, el *Da Ai* de la Caligrafía del Tao lleva un campo de amor más grande de la Fuente. Vea la figura 7.

Recuerda la sabiduría que compartí antes: Transformar cualquier aspecto de la vida es aplicar un campo positivo para transformar un campo negativo. El campo positivo más elevado de la Fuente del Tao que lleva la Caligrafía del Tao tiene un poder increíble para transformar todos los aspectos de la vida.

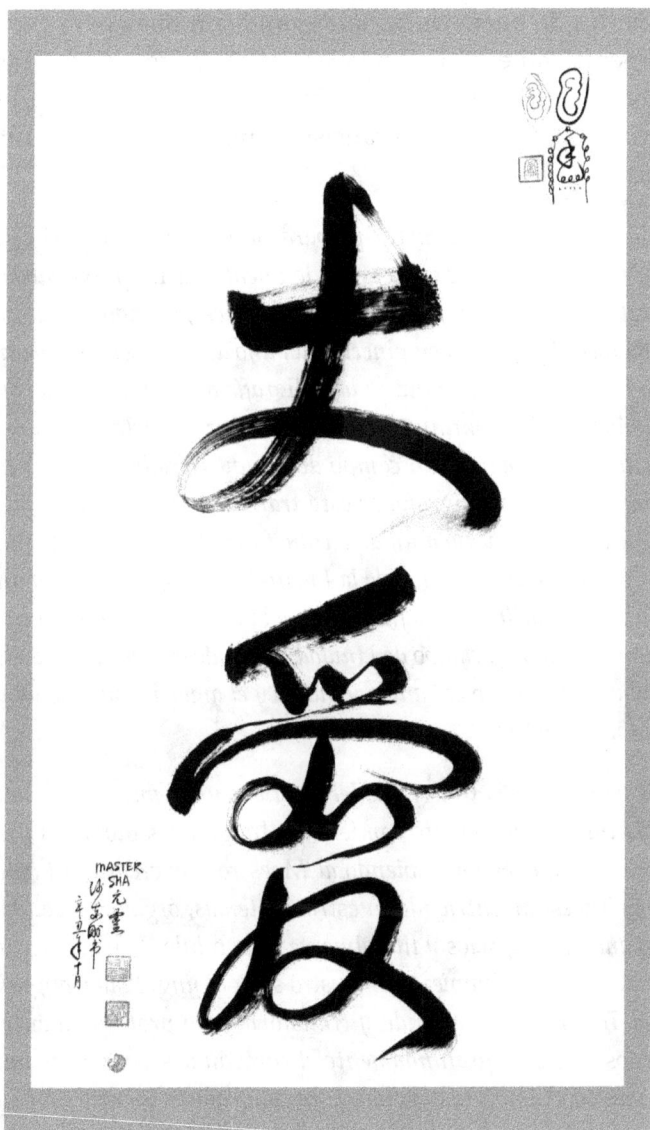

Figura 7. *Da Ai* de la Caligrafía del Tao (El Amor Más Grande)

Cientos de personas se han reunido en línea para experimentar mi escritura del *Da Ai* de la Caligrafía del Tao. Mientras escribo esta Caligrafía del Tao, pido a mi maestro principal, el Maestro Francisco Quintero, que haga una lectura espiritual:

Mientras el Maestro Sha se prepara para escribir el Da Ai *de la Caligrafía del Tao, se conecta con la Fuente del Tao y con muchos santos y budas del reino espiritual. Entonces, cuando el Maestro Sha toca el papel con su pincel, cada uno de estos seres comienza a verter su amor y su luz en la Caligrafía del Tao. A medida que el Maestro Sha continúa escribiendo, la luz se vuelve más y más brillante, formando un campo de luz que irradia en todas las direcciones. La caligrafía se está transformando cada vez más de un arte ordinario a un arte transformador. Se ha convertido en un campo de sanación de la Fuente. La caligrafía irradia una luz dorada brillante. La frecuencia y la vibración son tan puras. Han formado un campo de Unidad, llevando el amor incondicional de innumerables santos y budas y el amor incondicional de la Fuente del Tao.*

Este Da Ai *de la Caligrafía del Tao tiene una vibración tan alta que instantáneamente comienza a limpiar los bloqueos para todos los que estamos viendo al Maestro Sha crearla. El amor y la luz están nutriendo nuestros sistemas, órganos y células, lavando los espacios y literalmente cada célula. Estamos recibiendo una gran limpieza de nuestro shen qi jing. Esta Caligrafía del Tao nos está sanando y transformando profundamente a todos. Me toca profundamente el corazón observar estas imágenes en el ámbito espiritual. Esta caligrafía es un arte sagrado.*

Ahora, estoy pidiendo a todos los que he reunido en línea que pidan la sanación de un área de su cuerpo, que podría ser el cuerpo físico, emocional o mental. Puedes pedir un sistema corporal, un órgano, una parte del cuerpo o una condición. La condición puede ser física, emocional o mental, como la presión arterial alta, las migrañas, el COVID-19, la depresión, la ira, el dolor de garganta, el dolor de hombro, el pensamiento negativo, un quiste, un tumor o el cáncer.

A continuación, pido a todos que empiecen a aplicar las Seis Técnicas de Poder, que son el Poder del Cuerpo, el Poder del Alma, el Poder de la Mente, el Poder del Sonido, el Poder de la Respiración y el Poder de la Caligrafía del Tao. Les invito a unirse a la práctica siguiendo estas instrucciones:

Aplica las Seis Técnicas de Poder.

El Poder del Cuerpo (uso de las posiciones del cuerpo y de las manos para la sanación)

Siéntate con la espalda recta. Mantenga los pies apoyados en el suelo. Coloca una palma de la mano sobre el ombligo. Coloque la otra palma sobre la área del cuerpo en la que solicita la sanación y la transformación. Por ejemplo, para el dolor de hombros, coloca una palma sobre el hombro dolorido.

El Poder del Alma (técnica de sanación del alma o "alma sobre la materia", que denominé Decir Hola de Sanación y Transformación)

Hay dos maneras de "decir hola": decir hola a las almas internas y decir hola a las almas externas.

"Decir hola" a las almas internas:

> *Querido shen qi jing* (o alma, corazón, mente, energía y materia) *de mi* _____ (nombra el sistema, órgano, parte del cuerpo o condición para la que solicitas la sanación),
> *Te amo.*
> *Tienes el poder de sanarte a ti mismo.*
> *Haz un buen trabajo.*
> *Gracias.*

"Decir hola" a las almas externas:

> *Querido Campo del Arte Transformativo de* Da Ai *de la Caligrafía del Tao,*
> *Te amo, te honro y te aprecio.*
> *Eres el campo más positivo de la Fuente del Tao.*
> *Puedes transformar el campo negativo de mi* _____ (repite tu petición).
> *Por favor, sana y transforma mi* _____ (repite tu petición).
> *Gracias.*

Repite la técnica de Decir Hola a las almas internas y externas una vez más.

De hecho, no hay límite de tiempo para repetir la técnica de Decir Hola de sanación del alma. Durante décadas, miles de historias conmovedoras de todo el mundo han demostrado el poder de la técnica de Decir Hola de

Sanación y Transformación. He compartido dos de estas historias en las páginas 12-14.

El Poder de la Respiración

La vida es de inhalar y exhalar. Si uno no respira, no hay vida. Es como el latido del corazón. Si el corazón no late, tampoco hay vida.

Todos sabemos que cuando una persona inhala, el cuerpo recibe y absorbe oxígeno. Cuando una persona exhala, el cuerpo libera y expulsa dióxido de carbono. Todas las células del cuerpo necesitan el oxígeno para transformar los nutrientes y generar energía. Con cada respiración que se hace, la vida de cada célula se nutre y se mantiene. El dióxido de carbono es un producto de desecho del metabolismo de las células. Las células liberan dióxido de carbono y la sangre lo transporta a los pulmones, donde se expulsa con cada exhalación.

Estoy encantado de compartir una antigua técnica secreta de respiración para la sanación y la transformación. Se llama "xi qing hu zhuo" 吸清呼浊.

Xi significa *inhalar*. Qing significa *información, energía y materia positivas*. Hu significa *exhalar*. Zhuo significa *información, energía y materia negativas*.

Como ya he explicado, todos y todo están hechos de shen qi jing. El shen qi jing de todos y de todo crea un campo. El *Da Ai* de la Caligrafía del Tao crea y lleva el shen qi jing de la Fuente. Por lo tanto, el *Da Ai* de la Caligrafía del Tao lleva un campo de la Fuente.

El *Da Ai* de la Caligrafía del Tao, el Amor Más Grande, que es el amor incondicional, tiene un poder inconmensurable para transformar el shen qi jing negativo, que forma un campo negativo. Cuando las personas se conectan con el Campo de *Da Ai* de la Caligrafía del Tao, algunas pueden sentir la transformación al instante. Otras personas pueden tardar más tiempo en sentirse mejor.

Continúo con la demostración en vivo en línea para cientos de personas. Cada uno, incluido usted, querido lector, ha hecho una petición de sanación y transformación de un aspecto de los cuerpos físico, emocional o mental. Sigamos practicando juntos ahora.

Sigue mis instrucciones:

El Poder de la Respiración y el Poder de la Caligrafía del Tao junto con el Poder de la Mente (visualización creativa) y el Poder del Sonido (cantar mensajes sagrados, sonidos o mantras)

Abra el libro en la figura 7. Inhale profundamente. Mientras inhalas, estás recibiendo la frecuencia y la vibración positivas y la información, la energía y la materia positivas del Campo de *Da Ai* de la Caligrafía del Tao. Visualiza esto como una luz dorada que llega a la área donde solicitaste la sanación aplicando el Poder del Alma anteriormente.

Ahora exhala. Mientras exhalas, canta *Da Ai* (pronunciado *dah ay*). Esto es el Poder del Sonido. El campo positivo del *Da Ai* de la Caligrafía del Tao te ayudará a transformar y liberar el campo negativo de tu petición, ya sea para aliviar un dolor, una inflamación, un quiste o un tumor, un cáncer u otra enfermedad física, la ira, la ansiedad, el miedo u otro problema emocional, o un problema mental como el pensamiento negativo o la falta de concentración.

Esta es la antigua técnica de respiración sagrada xi qing hu zhuo con la adición del Poder de la Caligrafía del Tao. Respiramos el campo más positivo del *Da Ai* de la Caligrafía del Tao y exhalamos el campo negativo relacionado con nuestra petición.

Estoy guiando a cientos de personas en directo para que hagan esta práctica juntos durante unos veinte minutos. Por favor, hazlo ahora para que también puedas experimentar el poder del Campo del Arte Transformativo de la Caligrafía del Tao. Yo siempre digo: *Si quieres saber si una pera es dulce, pruébala. Si quieres conocer el poder del Campo de la Caligrafía del Tao, experiméntalo.*

Practica

Conecta con el Campo del *Da Ai* de la Caligrafía del Tao de la figura 7.

Inhala. Visualiza la luz dorada que lleva el Campo del *Da Ai* de la Caligrafía del Tao a la área para la que solicitaste sanación y transformación.

Exhala el campo negativo, que es la información, la energía y la materia negativas, del área de tu petición mientras cantas *Da Ai*.

Continúa esta práctica durante unos veinte minutos.

Inhala.

Exhala...

¿Cómo te sientes?

Estos son algunos de los resultados que los participantes en mi reunión en vivo reportaron después de estos veinte minutos de práctica:

Energía renovada, claridad y resolución

Soy acupuntor en la hermosa costa del noroeste del Pacífico, en Oregón, Estados Unidos, y dirijo una clínica que atiende a personas con dolor crónico y otros problemas de salud. Estoy casado con mi maravilloso pareja, Dan. Mis aficiones incluyen pasar tiempo con mis seres queridos, salir a pasear y hacer excursiones por la naturaleza, y hacer trabajos de voluntariado como servir a las personas sin hogar. Me encanta leer, hacer manualidades, cocinar y nadar.

Cuando conocí las técnicas del alma sobre la materia del Maestro Sha en 2015, quedé maravillado. Inmediatamente empecé a integrarlas en mi clínica y a compartirlas con algunos de mis clientes. Noté que esos clientes respondían mucho más rápido a los tratamientos que les daba y me enamoré de este clase de trabajo.

He podido sanar muchas áreas de mi vida que no sabía que eran posibles gracias al trabajo que el Maestro Sha ha compartido tan abiertamente. Soy un acupunturista bien entrenado y un experto diagnosticador. Me he formado con muchos médicos y escuelas de pensamiento diferentes en lo que respecta a la acupuntura y la medicina china. Sin embargo, nada podría prepararme para lo mucho más efectiva que es la acupuntura cuando se combina con las técnicas del Maestro Sha.

El Maestro Sha ofreció recientemente una bendición de sanación a distancia en grupo con un Da Ai *de la Caligrafía del Tao (el amor más grande) que acababa de escribir. Antes de esto, me había sentido agotado con cierta pesadez mental. Después de la bendición, sentí una gran liberación y ligereza. Los síntomas que experimentaba se han disuelto y me siento renovado. Esta bendición de sanación de Da Ai me ayudó a cambiar completamente las cosas y renovó mi estado de energía, claridad y resolución.*

No puedo expresar mi gratitud lo suficiente por lo que experimenté con el Arte Transformativo de la Caligrafía del Tao. Es increíble que esto se haya transformado tan rápidamente en tan solo minutos. Gracias desde el fondo de mi corazón por esta sanación milagrosa.

—James Carter

Poder de sanación y transformación alucinante

Estoy casada sin hijos, jubilada de ejecutiva de negocios multinacional, ahora transformada en maestra de meditación, sanadora espiritual y autora publicada.

Hoy me uní a un evento de sanación del Arte Transformativo de la Caligrafía del Tao con el Maestro Sha, quien escribió un Da Ai *de la Caligrafía del Tao más allá de su poder. Mis ojos estaban muy cansados ya que era el final del día para mí. Tenía un fuerte dolor de cabeza; el dolor era de 8-9 sobre 10. Tenía un dolor muy profundo, y me retorcía literalmente para sacudirme el dolor. Cerré los ojos y me quedé en el campo de luz de alta frecuencia mientras el Maestro Sha ofrecía una práctica de autosanación con el Da Ai de la Caligrafía del Tao (inhalando el campo positivo de la Caligrafía del Tao, exhalando el campo negativo de mi dolor de cabeza).*

Después de la sesión de sanación, ¡mi dolor de cabeza desapareció por completo! La rapidez y el poder de la sanación y la transformación que aporta el Arte Transformativo de la Caligrafía del Tao son alucinantes.

Gracias, Maestro Sha, por tu generosidad. Estoy muy agradecida por el Arte Transformativo de la Caligrafía del Tao.

—E. O.

Una limpieza muy profunda transforma el miedo

Viví en varias ciudades de playa del condado de Los Ángeles durante muchos años, en San Francisco, California, durante cinco años, y luego en Princeton, Nueva Jersey. Desde 2006, vivo en el condado de Bucks (Pensilvania), al norte de Filadelfia, junto al río Delaware. Hay muchas granjas históricas, casas de piedras, espacios abiertos y urbanizaciones multifamiliares en crecimiento.

He tenido varias carreras diferentes, incluyendo la planificación y diseño de eventos para ferias comerciales y eventos más pequeños, dos asociaciones de negocios, y la venta y comercialización de las comunidades de ancianos. Soy una ministra interreligiosa ordenada y recientemente certificada como una doula de final de la vida.

He estado en un camino espiritual desde que era una niña pequeña, muy influenciada por mi abuela. Practiqué varias meditaciones, EFT (Técnica de Liberación Emocional) con gran éxito durante varios meses antes de mi divorcio, y prácticas espirituales, incluyendo cuatro años de prácticas de perdón profundo antes de oír hablar del Maestro Sha.

Las palabras no pueden expresar la paz y el alimento que recibí cuando el Maestro Sha ofreció una bendición sanadora con el Da Ai de la Caligrafía del Tao que acababa de escribir durante un evento de sanación en línea. Pedí una bendición de sanación para transformar la emoción desequilibrada del miedo porque he tenido mucho miedo relacionado con mis finanzas.

Durante la práctica de meditación y respiración en el Campo del Arte Transformativo del Da Ai de la Caligrafía del Tao, sentí un suave calor radiante en los riñones y que subía por la columna vertebral hasta la base del cuello. Vi imágenes poco claras con mis canales espirituales, incluyendo mucha luz de cristal y sentí pequeñas vibraciones por todo mi cuerpo.

Después de la sesión de sanación, miré el saldo de mi cuenta bancaria y mi corazón estaba tranquilo. No había aleteos en mi corazón o estómago como los que había estado experimentando, así que sé que esto fue una limpieza muy profunda de bloqueos para mí. Estoy muy agradecida.

—Judy Sato

Revolucionaria sanación de alta frecuencia para la humanidad

Soy una experta en redes sociales, consultora, formadora, oradora y empresaria de cincuenta y cinco años. Vivo en Gaaden, Austria, una pequeña ciudad cercana a Viena, con tres gatos llamados San San, Seeker Rose y Gracie Sophie. Gracie pertenece a Andrea, una buena amiga que vive conmigo. Vivimos en la tranquila campiña al borde de un parque nacional con un bosque y un lago cercanos. Disfrutamos de la naturaleza y nos encanta hacer ejercicio caminando y corriendo por el bosque después del trabajo para relajarnos.

Hace unos cuatro meses, desarrollé problemas con el hígado y la vesícula biliar, que empezaron con un dolor en el meridiano de la vesícula biliar que se irradiaba a la espalda y hasta el lado derecho de la pierna. Mi hígado también se volvió muy sensible al tocarlo.

Debido a mi dolor de hígado diario (que solía ser de 6 a 8 en una escala de 1 a 10), tenía una tensión constante en el cuerpo. Mover el cuerpo era incómodo y el aire frío del invierno aumentaba mi dolor cuando salía afuera. Tenía dolor en la parte baja de la espalda y en la pierna derecha hasta la rodilla, lo que me impedía hacer ejercicio. Aunque normalmente me gusta caminar y correr, mis movimientos eran limitados y aumenté de peso por la falta de ejercicio. Por la noche no podía dormir sobre mi lado derecho porque me causaba dolor en mi hígado, que es muy sensible. Me estaba volviendo impaciente y un poco frustrada con mi condición. Intenté reducir el dolor cambiando mis hábitos alimenticios, pero no surtió efecto.

Estoy muy agradecida por haber tenido la oportunidad de recibir una bendición del Arte Transformativo del Da Ai de la Caligrafía del Tao del Maestro Sha en un evento reciente. Hicimos la práctica de inhalación y exhalación "xi qing hu zhuo" utilizando el poder del campo del Da Ai de la Caligrafía del Tao, que el Maestro Sha acababa de escribir. En una hora, ¡mi dolor se redujo a cero! Esta es una transformación increíblemente poderosa en un período de tiempo tan corto. Estoy tan feliz de poder moverme libremente y hacer ejercicio de nuevo sin dolor.

No puedo agradecerle lo suficiente, Maestro Sha, por traer esta revolucionaria sanación de alta frecuencia a la humanidad.

—Natascha Ljubic

Dirigí esta práctica con el Campo del *Da Ai* de la Caligrafía del Tao dos veces más en línea durante los dos días siguientes. Después de completar los tres días de práctica, aquí hay algunos informes adicionales que hemos recibido.

Mi corazón se fundió en una paz absoluta

Vivo en Oregón con mi marido y he trabajado en el departamento de mantenimiento de una gran empresa manufacturera. Ahora estoy jubilada.

Estaba luchando con problemas que causaban emociones negativas cuando el Maestro Sha ofreció una bendición con su Campo del Arte Transformativo del Da Ai de la Caligrafía del Tao durante un evento especial la semana pasada. Pedí la sanación de mi corazón emocional y sentí que mi corazón se fundía en un estado de paz absoluta.

Lo que me molestó al principio ya no es relevante. Estoy muy agradecida por esta sanación a través del Arte Transformativo de la Caligrafía del Tao.

—Patricia LeClair

Beneficios inesperados

Soy un hombre de sesenta y cinco años, Analista Informático jubilado que vive en el área de la bahía de San Francisco, California. Soy soltero y tengo una hija adulta. Me fascinan la naturaleza, las bellas artes y el cultivo personal. He estudiado muchas tradiciones antiguas y estoy encantado de compartir su sabiduría y sus prácticas con los demás. Mis lugares favoritos son el Monte Shasta, Hawái, Sedona y Big Sur. Prospero en la naturaleza. En el solsticio de verano de 2021, dirigí un retiro espiritual en el monte Shasta y sus alrededores.

El 13 de enero de 2022, recibí una bendición de sanación del Da Ai de la Caligrafía del Tao del Maestro Sha que escribió durante un evento de transmisión en vivo. Me volví generalmente más relajado. Mis pensamientos se calmaron. Me dio sueño.

Lo que no esperaba era la relajación y la mayor armonía que experimenté en el cuello y la mandíbula. Sentí un silencio en mi cuerpo. Aunque esto puede parecer ordinario para muchas personas, para mí ha sido raro. Estoy agradecido por haber tenido la oportunidad de recibir esta maravillosa bendición del campo de sanación de la Fuente del Tao.

—Jeffrey Remis

Maravilloso resultado para los ojos secos y doloridos

Tengo sesenta y seis años y vivo en una pequeña ciudad del suroeste de Alemania. He trabajado en diferentes empleos, sobre todo mirando la pantalla de una computadora durante muchas horas al día. Estoy divorciada, no tengo hijos y tengo tres hermanas y un hermano.

Tengo los ojos muy secos y dolorosos, lo que hace que el trabajo y la vida diaria sean incómodos, estresantes y a menudo muy difíciles. A veces mis ojos están extremadamente cansados y no puedo leer nada. Mi problema ocular es el resultado de una fuerte medicación que tomé hace dos años.

En un evento introductorio del Arte Transformativo de la Caligrafía del Tao hace varios días, el Maestro Sha creó un nuevo Da Ai de la Caligrafía del Tao y ofreció generosamente una bendición de sanación a todos los participantes para un problema de nuestra elección. Nos guió a través de una práctica de respiración con el Campo del Arte Transformativo de la Caligrafía del Tao. Yo pedí una sanación para mis ojos porque estaban muy secos y me dolían de tanto trabajar con la computadora.

Durante la práctica de sanación y respiración, sentí que un líquido calmante y una luz entraban en mis ojos y se relajaban por primera vez en semanas. Me sentí muy bien. Después del evento, sentí que la energía se movía no sólo en mis ojos sino en todo mi cuerpo. A la mañana siguiente, me levanté fresca y todavía podía sentir la mejora de mis ojos.

Ha pasado casi una semana y mis ojos están cansados, pero no tanto como antes de la bendición de sanación de Da Ai. *Tampoco están tan secos como antes. Es un resultado maravilloso por el que estoy muy agradecida.*

Seguiré practicando y participando en más eventos de sanación del Arte Transformativo de la Caligrafía del Tao.

Gracias.

—I. L.

El Campo del *Da Ai* de la Caligrafía del Tao podría transformar todos los aspectos de la vida más allá de la comprensión. Por favor, empieza a usar el Campo del *Da Ai* de la Caligrafía del Tao en la figura 7. No hay límite de tiempo. Da Ai es el sanador más grande para todo tipo de enfermedades, incluyendo las del cuerpo físico, el cuerpo emocional, el cuerpo mental y el cuerpo espiritual. Da Ai puede transformar todo tipo de relaciones. Da Ai puede transformar tus finanzas y negocios. Da Ai puede abrir tu corazón y tu alma.

Como has leído, dirigí a cientos de personas en línea en tres días de la práctica de respiración xi qing hu zhuo en el Campo del *Da Ai* de la Caligrafía del Tao durante unos veinte minutos cada día. Este campo se le da a ti y a la humanidad en la figura 7. Deseo que practiques y recibas grandes beneficios, y que luego compartas esta práctica sagrada con tus seres queridos.

Para Da Ai, la primera de las diez cualidades más grandes, concluyo con una frase:

**Da Ai, el Amor Más Grande, que es el amor
incondicional, disuelve todos los bloqueos
en todos los aspectos de la vida.**

Da Kuan Shu—El Perdón Más Grande:
Trae Alegría Interior y Paz Interior

Hace unos seis años, una noche en la que estaba en Los Ángeles para enseñar y sanar, recibí las frases sagradas de la Fuente para Shi Da, que significa las *Diez Cualidades Más Grandes*.

Las frases sagradas que recibí para Da Kuan Shu, el Perdón Más Grande, son:

er da kuan shu	二大宽恕
wo yuan liang ni	我原谅你
ni yuan liang wo	你原谅我
xiang ai ping an he xie	相愛平安和谐

二大宽恕 er da kuan shu
El segundo de los Diez Da es el perdón más grande
Er significa *segundo*. Da significa *más grande*. Kuan shu significa *perdón*.

我原谅你 wo yuan liang ni
Te perdono
Wo significa *yo*. Yuan liang significa *perdonar*. Ni significa *tú*.

你原谅我 ni yuan liang wo
Me perdonas

相愛平安和谐 xiang ai ping an he xie
Amor, paz, armonía
Xiang ai significa *amor*. Ping an significa *paz*. He xie
significa *armonía*.

El perdón más grande es el perdón incondicional. El perdón es uno de los más altos secretos para la sanación. La
gente puede no darse cuenta de que muchas enfermedades y muchos desafíos financieros y de relaciones se
deben a la ira, la depresión, la ansiedad, la preocupación,
la pena, el miedo y otros desequilibrios emocionales y
mentales en las relaciones de uno. *El perdón trae alegría
interior y paz interior.* Perdonar a los demás es equilibrar nuestras emociones y traer la paz a nuestra mente.
Por lo tanto, el perdón es una de las claves de oro para
la sanación.

Piensa en tu familia o en tu lugar de trabajo. Puede que
haya algunos problemas de relación entre los miembros
de tu familia o tus compañeros de trabajo. Puede que
tú mismo tengas algunos problemas de relación con un
miembro de tu familia o un compañero de trabajo. Si
los miembros de la familia y los compañeros de trabajo
pudieran ofrecer realmente un perdón incondicional a
los demás, sus retos de relación con los demás podrían
resolverse rápidamente.

Las cuatro frases sagradas de Da Kuan Shu, el Perdón Más
Grande, nos dicen:

er da kuan shu   *El segundo es el perdón
                        más grande*

wo yuan liang ni   *Te perdono*

ni yuan liang wo   *Me perdonas*
xiang ai ping an he xie   *Amor, paz y armonía*

Siempre que estés molesto con los demás o que los demás estén molestos contigo, si sigues estas frases sagradas: *Te perdono. Me perdonas. Trae amor, paz y armonía,* —el disgusto desaparecerá. Desafortunadamente, muchas personas no pueden perdonarse. Eligen discutir o defenderse. Hay todo tipo de formas de responder negativamente. Me gustaría compartir más de la gran sabiduría de Lao Zi. En el capítulo final del *Dao De Jing,* capítulo ochenta y uno, Lao Zi enseña: "Tian zhi dao, li er bu hai; ren zhi dao, wei er bu zheng." Esto significa que *la naturaleza y la regla del Cielo son para beneficiar y no dañar a los demás; la manera y la regla del ser humano son para beneficiar y no luchar con los demás.*

Supongamos que el miembro de la familia "A" y el miembro de la familia "B" tienen problemas entre ellos. Si siguen peleando o discutiendo, los problemas nunca se resolverán. Podrían empeorar cada vez más. Pero si "A" se disculpa sinceramente con "B" y "B" se disculpa sinceramente con "A" y se perdonan mutuamente, su relación podría transformarse rápidamente en una relación de amor, paz y armonía.

Millones de personas creen en Jesús. Cuando Jesús dijo: "Estás perdonado", estaba representando a la Divinidad para perdonar los errores de una persona. Luego ocurrieron sanaciones milagrosas de ciegos, leprosos, paralíticos y más, incluyendo algunas sanaciones lejanas o remotas.

¿Qué hizo Jesús? Envió información positiva a través

del mensaje: "Estás perdonado". Esta información positiva lleva el amor, el perdón y la luz de la Divinidad y
del Cielo. Transformó instantáneamente la información,
la energía y la materia negativas de la persona, creando
un milagro.

El Campo de la Caligrafía del Tao también lleva información, energía y materia positivas, que podrían transformar la información, energía y materia negativas para
la salud, las relaciones, las finanzas, el viaje espiritual y
todos los aspectos de la vida.

Para resumir en una frase:

**Da Kuan Shu, el Perdón Más Grande,
que es el perdón incondicional, trae
amor, paz y armonía en todos los aspectos de
la vida.**

Practica el perdón más grande. Los resultados pueden
ser increíbles.

Da Ci Bei—La Compasión Más Grande:
*Aumenta la Energía, la Resistencia, la Vitalidad
e Inmunidad y Rejuvenece*

La tercera cualidad más grande de los Diez Da es Da Ci
Bei, la Compasión Más Grande. Las frases sagradas que
recibí de la Fuente para la compasión más grande son:

san da ci bei   三大慈悲
yuan li zeng qiang   愿力增强

fu wu zhong sheng   服务众生
gong de wu liang   功德无量

三大慈悲 san da ci bei
La tercera cualidad más grande es la compasión más grande
San significa *tercero*. Da significa *más grande*. Ci bei
significa *compasión*.

愿力增强 yuan li zeng qiang
Aumentar y elevar la fuerza de voluntad
Yuan li significa *fuerza de voluntad*. Zeng significa *aumentar*. Qiang significa *fuerte*.

服务众生 fu wu zhong sheng
Servir a la humanidad
Fu wu significa *servir*. Zhong sheng significa *humanidad*.

功德无量 gong de wu liang
La virtud es inconmensurable
Gong de significa *virtud*. Wu liang significa *inconmensurable*.

En el viaje espiritual, si uno da amor, cuidado y ayuda
a otros incondicionalmente, el Cielo registra este servicio. El Cielo le da entonces las flores del Cielo como recompensa. Las flores del Cielo se llaman virtud. La virtud
(*gong de* en chino) puede bendecir todos los aspectos de
la vida, incluyendo la sanación, las relaciones armoniosas, el florecimiento de las finanzas y la iluminación del
viaje espiritual.

san da ci bei   *La tercera es la compasión*
                                 más grande

yuan li zeng qiang	*Aumenta y eleva la fuerza de voluntad*
fu wu zhong sheng	*Servir a la humanidad*
gong de wu liang	*La virtud es inconmensurable*

La compasión es una cualidad muy importante para cualquier ser humano. Millones de personas conocen a Guan Yin, la Buda de la compasión. Es una madre universal conocida en todo el mundo. Al igual que Jesús, ha salvado innumerables vidas de forma milagrosa. Por ejemplo, en la antigüedad, los pescadores que salían al mar se encontraban con que el tiempo cambiaba repentinamente. Aullaban enormes vientos y las olas de la marea hicieron volcar el barco de los pescadores, arrojándolos al océano. Un pescador estaba seguro de que se ahogaría y moriría, pero recordó llamar al Cielo: "Guan Yin, jiu ming 观音救命." Jiu significa *salvar*. Ming significa *vida*. Guan Yin jiu ming significa *Guan Yin, salva mi vida*. Después de hacer este llamamiento desesperado, el pescador se hundió en el océano y perdió el conocimiento. Cuando despertó, estaba tendido en la orilla del mar. Su vida se salvó. Hay muchas historias como ésta. Por ello, en el sur de China se han construido muchas estatuas grandes de Guan Yin y muchos templos en China y en todo el mundo para honrar y conmemorar la compasión más grande de Guan Yin como madre universal.

Otras historias de los poderes milagrosos de Guan Yin provienen de personas que tenían cáncer en fase cuatro con metástasis. Médicamente, no tenían ninguna esperanza. Pero tenían reverencia y creencia en Guan Yin. Cantaron *Na Mo Guan Shi Yin Pusa* 南无观世音菩萨 sin parar. Na mo significa *honrar*. Guan Shi Yin, nombre completo de Guan Yin, significa *la que escucha los gritos del sufrimiento de la humanidad*. Pusa significa *bodhisattva*. A lo largo de la historia se han relatado muchas historias en las que estos enfermos de cáncer y otros con condiciones desesperadas fueron sanados.

Guan Yin se convirtió en una buda, que es la más alta conciencia e iluminación, hace mucho tiempo. Este es el logro más alto en el viaje espiritual de uno. Guan Yin hizo el voto más grande: "Si hay un solo ser sintiente que no esté iluminado, no usaré el título de 'buda'". Un pusa, o bodhisattva, ha alcanzado un nivel muy alto de logro espiritual, justo por debajo del nivel de buda, que es como el más alto santo en otras tradiciones. Un pusa no ha alcanzado la conciencia y la iluminación completas y más elevadas, pero un pusa sigue siendo un santo de alto nivel. Guan Yin se llama a sí misma pusa por su gran humildad y su voto más grande.

Hoy en día, Guan Yin es un nombre muy conocido. No sólo los budistas, sino literalmente millones de personas de todo el mundo de diferentes sistemas de creencias y tradiciones honran a Guan Yin. La gente la ama profundamente y la respeta. Es una verdadera servidora incondicional y desinteresada. Es la Bodhisattva de la Compasión que vive en los corazones y las almas de las personas para siempre.

La compasión tiene un poder único para aumentar la energía, la resistencia, la vitalidad y la inmunidad. La compasión rejuvenece. La compasión aumenta la fuerza de voluntad. La compasión tiene el amor más grande. La compasión sirve incondicionalmente. Por lo tanto, Da Ci Bei, la Compasión Más Grande, es una de las cualidades más elevadas de las Diez Da.

En una frase:

Da Ci Bei, la Compasión Más Grande, que es la compasión incondicional, aumenta la energía, la resistencia, la vitalidad y la inmunidad, así como rejuvenece, en todos los aspectos de la vida.

Da Guang Ming—La Luz Más Grande:
Sana y Transforma Toda la Vida

Las frases sagradas que recibí para Da Guang Ming, la Luz Más Grande, son:

si da guang ming	四大光明
wo zai Dao guang zhong	我在道光中
Dao guang zai wo zhong	道光在我中
tong ti tou ming	通体透明

四大光明 si da guang ming
La cuarta de las diez cualidades más grandes es la luz más grande y transparencia
Si significa *cuarto*. Da significa *más grande*. Guang ming significa *luz y transparencia*.

我在道光中 wo zai Dao guang zhong
Estoy dentro de la luz de la Fuente del Tao

Wo significa *yo*. Zai significa *estar en*. Dao guang significa *luz de la Fuente del Tao*. Zhong significa *dentro*.

道光在我　Dao guang zai wo zhong
La luz de la Fuente del Tao está dentro de mí
Dao guang significa *luz de la Fuente del Tao*. Zai significa *estar en*. Wo significa *yo*. Zhong significa *dentro*.

通体透明　tong ti tou ming
Todo el cuerpo es transparente
Tong significa *todo*. Ti significa *cuerpo*. Tou ming significa *transparente*.

Todo el mundo sabe que, cuando se entra en una habitación por la noche, es necesario encender una luz para poder ver. Los científicos han demostrado que el cuerpo humano emite todo tipo de luz. Esta luz puede no ser visible para los ojos físicos. Pero podría ser visible para cámaras especiales u otros instrumentos especiales. También podría ser visible para algunas personas que tienen canales espirituales muy abiertos.

Da Guang Ming es la luz más grande de la Fuente del Tao. La luz de la Fuente del Tao es invisible pero existe. Da Guang Ming se conecta con la luz de la Fuente. Esta luz puede transformar nuestra información, energía y materia negativas. La luz más grande lleva la información, la energía y la materia más positivas, que pueden transformar todos los aspectos de la vida, incluyendo la salud, las relaciones y las finanzas, e iluminar el viaje espiritual de uno.

si da guang ming	*La cuarta es la luz más grande*
wo zai Dao guang zhong	*Estoy dentro de la luz de la Fuente del Tao*
Dao guang zai wo zhong	*La luz de la Fuente del Tao está dentro de mí*
tong ti tou ming	*Todo el cuerpo es transparente*

Imagina que estás dentro de la luz de la Fuente del Tao. La luz de la Fuente del Tao lleva la información, la energía y la materia de la Fuente, que es la información, la energía y la materia más puras, y que puede transformar la información, la energía y la materia negativas en todos los aspectos de la vida. Cantar y visualizar estas cuatro líneas juntas es más que poderoso. Los beneficios podrían ser extraordinario más allá de la comprensión.

En una frase:

Da Guang Ming, la Luz Más Grande, sana y transforma todos los aspectos de la vida.

Da Qian Bei—La Humildad Más Grande:
Previene y Sana el Ego para Crecer Persistentemente

Recibí de la Fuente las siguientes frases sagradas para Da Qian Bei, la Humildad Más Grande:

wu da qian bei	五大谦卑
rou ruo bu zheng	柔弱不争
chi xu jing jin	持续精进
shi qian bei	失谦卑
die wan zhang	跌万丈

五大谦卑 wu da qian bei
La quinta de las diez cualidades más grandes es la humildad más grande
Wu significa *quinto*. Da significa *más grande*. Qian bei significa *humildad*.

柔弱不争 rou ruo bu zheng
Sé suave, gentil y débil; no pelees, ni luches, ni discutas
Rou significa *suave y gentil*. Ruo significa *débil*. Bu zheng significa *no pelear, no luchar, no discutir*.

Hay una frase famosa: di shui chuan shi 滴水穿石, que significa que el *agua que gotea puede penetrar una roca*. Kong Zi, conocido como Confucio, el fundador del confucianismo, conoció a Lao Zi, el autor del *Dao De Jing*. Una de las principales enseñanzas de Lao Zi es rou ruo sheng gang qiang 柔弱胜刚强 (*lo suave y débil puede vencer a lo duro y firme*). Lao Zi abrió la boca para mostrarle a Kong Zi la lengua y los dientes que le faltaban y preguntó: "¿Quién se queda más tiempo? ¿Los dientes o la lengua?" La lengua es blanda pero permanece mucho más tiempo que los dientes duros.

持续精进 chi xu jing jin
Sigue avanzando con vigor en todos los aspectos de la vida.
Chi xu significa *continuar*. Jing jin significa seguir *adelante con vigor*.

失谦卑 shi qian bei
Perder la humildad
Shi significa *perder*. Qian bei significa *humildad*.

跌萬丈 die wan zhang
Caer infinitamente profundo
Die significa *caer*. Wan significa *diez mil*, lo que representa *infinito* o *incontable* en chino. Zhang es una unidad de longitud, de *aproximadamente 3.3 metros*.

Wang Yang Ming fue un renombrado filósofo y calígrafo de la China de principios del siglo XVI. Una de sus enseñanzas más famosas es xin xue 心学, que significa *estudio del corazón*. También enseñó: "El ego es el enemigo más grande de la vida". Da Qian Bei, la humildad más grande, es la clave para sanar el ego y evitar que se desarrolle. El ego puede bloquear todos los aspectos de la vida, incluyendo la salud, las relaciones, los negocios, las finanzas y el viaje espiritual. El ego puede hacer que uno cometa grandes errores. Transformar el ego es muy importante para transformar toda la vida.

En el capítulo nueve del *Dao De Jing*, Lao Zi escribió: fu gui er jiao, zi yi qi jiu 富贵而骄, 自遗其咎. *La riqueza, el estatus y el orgullo le traerán a uno desastres.*

wu da qian bei	*La quinta es la humildad más grande*
rou ruo bu zheng	*Gentil, suave y débil; no pelees, ni luches, ni discutas*
chi xu jing jin	*Avanzar continuamente con vigor*
shi qian bei	*Perder la humildad*
die wan zhang	*Caer infinitamente profundo*

El Tao es la Humildad Más Grande. El Tao crea a todos y a todo. El Tao alimenta a todos y a todo. El Tao no se atribuye el mérito de nadie ni de nada. El Tao es más que poderoso. El Tao es gentil y suave. El Tao no se escucha, no se ve, no se siente. El Tao nos da el libre albedrío. El Tao no interfiere, ni pelea, ni lucha, ni discute. Si simplemente conectamos con el Tao a través del Campo de la Caligrafía del Tao y le pedimos al Tao una bendición, el Tao nos bendice incondicionalmente. Por lo tanto, el Tao es la Humildad Más Grande.

En una frase:

**Da Qian Bei, la Humildad Más Grande,
previene y sana el ego en todos los aspectos
de la vida.**

Da He Xie—La Armonía Más Grande:
El Secreto del Éxito

Recibí cuatro frases sagradas para Da He Xie, la Armonía Más Grande:

liu da he xie	六大和谐
san ren tong xin	三人同心
qi li duan jin	其利断金
cheng gong mi jue	成功秘诀

六大和谐 liu da he xie
La sexta de las diez cualidades más grandes es la armonía más grande
Liu significa *sexto*. Da significa *más grande*. He xie significa *armonía*.

三人同心 san ren tong xin
Tres personas que unen sus corazones
San significa *tres*. Ren significa *persona*. Tong significa *unir*.
Xin significa *corazón*.

其利斷金 qi li duan jin
Su fuerza es como una espada afilada que puede cortar el oro
Qi se refiere a las tres personas que unen los corazones. Li
significa *afilado*. Duan significa *cortar*. Jin significa *oro*.

成功秘訣 cheng gong mi jue
El secreto del éxito
Cheng gong significa *éxito*. Mi jue significa *secreto*.

Tres grandes filosofías y enseñanzas constituyen el
núcleo de la cultura china: El Taoísmo, el Budismo y el
Confucianismo. Por ejemplo, la teoría de la Medicina
Tradicional China procede de las enseñanzas del Tao.

He xie, que es la armonía, es una enseñanza clave en el
Taoísmo, el Budismo, el Confucianismo y la Medicina
Tradicional China. Por ejemplo, un ser humano tiene
hígado, corazón, bazo, pulmones, riñones, cerebro y
otros órganos. La armonía entre todos ellos es la clave de
la salud.

Cualquier familia necesita armonía. Hay una frase antigua: jia he wan shi xing 家和萬事興. Jia significa *familia*.
He significa *armonioso*. Wan significa *diez mil*, que representa *innumerables* o *todos*. Shi significa *cosa*. Xing significa
florecer. Jia he wan shi xing significa que *una familia armo-*
niosa hace florecer todo.

Todas las empresas y organizaciones necesitan armonía. La armonía es el secreto vital para la salud, las relaciones y el éxito en todos los aspectos de la vida.

Por ejemplo, para que una empresa tenga éxito, se necesitan dos equipos: el equipo físico y el equipo del Cielo. Cuando hay armonía dentro del equipo físico, cada departamento y división tiene armonía con todos los demás departamentos y divisiones, y todos los empleados tienen armonía no sólo entre sí, sino también con muchas cualidades de la empresa, como la visión estratégica, los planes de implementación, los controles, el marketing y mucho más. La armonía es la clave.

La sabiduría secreta para el éxito de una persona, una familia, una organización, una empresa, una sociedad, una ciudad, un país, la Madre Tierra e innumerables planetas, estrellas, galaxias y universos es la armonía.

liu da he xie	*La sexta es la armonía más grande*
san ren tong xin	*Tres personas que unen sus corazones*
qi li duan jin	*Sus afilados pueden cortar el oro*
cheng gong mi jue	*El secreto profundo y la clave del éxito*

Hay una sabiduría antigua: tian ren he yi 天人合一. Tian significa *el universo mayor, que es el equipo del Cielo*. Ren es *el universo pequeño, que es el equipo del ser humano*. Significa unirse *como*. Yi significa *unidad*. Tian ren he yi significa que el equipo del Cielo *y el equipo de un ser humano se unen como uno en la armonía más grande*. Este es el secreto más grande para el éxito más grande.

En una frase:

**Da He Xie, la Armonía Más Grande,
es la clave del éxito en todos los aspectos de
la vida.**

Da Chang Sheng—El Florecimiento Más Grande:
El Motor Para Seguir Avanzando

Recibí estas frases sagradas para Da Chang Sheng, el Florecimiento Más Grande:

qi da chang sheng	七大昌盛
Dao ci ying fu	道赐盈福
xing shan ji de	行善积德
Dao ye chang sheng	道業昌盛

七大昌盛 qi da chang sheng
La séptima de las diez cualidades más grandes es el florecimiento más grande
Qi significa *séptimo*. Da significa *más grande*. Chang sheng significa *florecimiento* o *próspero*.

道赐盈福 Dao ci ying fu
La Fuente del Tao otorga enormes bendiciones y buena fortuna en cualquier aspecto de la vida
Dao es la Fuente del Tao. Ci significa *otorgar*. Ying Fu significa *enormes bendiciones y buena fortuna en cualquier aspecto de la vida*.

行善积德 xing shan ji de
Haz cosas bondadosas para acumular virtudes
Xing significa *actuar y hacer*. Shan significa *bondad*. Ji sig-
nifica *acumular*. De significa *virtud*.

道業昌盛 Dao ye chang sheng
La carrera del Tao florece
Dao es la Fuente del Tao. Ye significa *carrera*. Chang sheng
significa *florecimiento* o *próspero*.

El Tao es el Creador Último que crea a todos y a todo,
incluidos los seres humanos. El Tao está dentro de todos
y de todo. Cada ser humano tiene la naturaleza y las
cualidades del Tao. La contaminación espiritual de los
seres humanos, incluyendo la avaricia; la ira; la falta de
sabiduría en las actividades, acciones, comportamientos,
las palabras y pensamientos; la duda; el ego y más, blo-
quea nuestra salud, relaciones, finanzas y viaje espiritual.
Para prosperar en todos los aspectos de la vida, todos
necesitamos comunicarnos con el Tao.

Puede que creas que no sabes cómo comunicarte con el
Tao. El Tao es el camino de toda la vida. Cuando sigues los
principios del Tao en cualquier aspecto de la vida, incluyendo el sueño, la alimentación, la crianza de los hijos,
el estudio, el trabajo, los negocios y mucho más, *te estás*
comunicando con el Tao. Entonces, el Tao puede otorgar
una enorme sabiduría y éxito en todos los aspectos de
la vida.

El Tao crea y nutre a todos y a todo. Si sirves incondicionalmente, recibirás mucho más que alguien que no sirve

incondicionalmente. Sólo a través del servicio incondicional tu carrera puede ser muy floreciente. Si sirves a los demás, estás siguiendo los principios del Tao. Por lo tanto, tu carrera es una carrera del Tao. Si sirves a los demás egoístamente, tu carrera no es una carrera del Tao.

Cuanto más aplicas las Diez Da en tu ocupación o profesión, más puede florecer tu trabajo. Cuanto más aplicas las Diez Da en tu vida diaria, más pueden florecer todos los aspectos de tu vida.

qi da chang sheng	*El séptimo es el florecimiento más grande*
Dao ci ying fu	*La Fuente del Tao otorga enormes bendiciones y fortuna*
xing shan ji de	*Haz cosas bondadosas para acumular virtudes*
Dao ye chang sheng	*La carrera del Tao florece*

El Tao crea el Cielo, la Madre Tierra y los innumerables planetas, estrellas, galaxias y universos, incluidos los seres humanos. El Tao y de nutren a todos y a todo. Tao ci ying fu significa que *El Tao otorga enormes bendiciones y fortuna en todos los aspectos de la vida*. Estas cuatro frases sagradas de Da Chang Sheng enseñan el secreto de que si todo el mundo se conecta verdaderamente con Tao, éste puede otorgar enormes bendiciones y fortuna.

En una frase:

Da Chang Sheng, el Florecimiento Más Grande es la energía y el apoyo para servir más en todos los aspectos de la vida.

Da Gan En—La Gratitud Más Grande:
La Clave del Progreso

Recibí estas frases sagradas para Da Gan En, la Gratitud Más Grande:

ba da gan en	八大感恩
Dao sheng de yang	道生德养
zai pei ci hui	栽培赐慧
Dao en yong cun	道恩永存

八大感恩 ba da gan en
La octava de las cualidades Diez Da es la gratitud más grande
Ba significa *octavo*. Da significa *más grande*. Gan en significa *gratitud*.

道生德养 Dao sheng de yang
La Fuente del Tao crea y de nutre
Sheng significa *crea*. De es el *shen kou yi* (acciones, actividades, comportamientos, palabras, pensamientos) y la *virtud del Tao*. Yang significa *nutre*.

栽培赐慧 zai pei ci hui
La Fuente del Tao cultiva y otorga sabiduría e inteligencia a todos y a todo
Zai pei significa *cultivar, crecer y educar*. Ci significa *otorgar*. Hui significa *sabiduría*.

道恩永存 Dao en yong cun
Nuestro honor por Tao durará para siempre
En significa *honor*. Yong cun significa *existir para siempre*.

La gratitud más grande es una de las cualidades más alta que podemos tener. Piensa en nuestros padres que nos criaron. Piensa en nuestros maestros en la escuela—la primaria, la secundaria y la universidad. Piensa en nuestros maestros en nuestra ocupación o profesión. Piensa en todos los que han alimentado nuestra sabiduría, conocimiento, amor, compasión y más. Piensa en aquellos que han sido ejemplos para nosotros de cómo actuar y hablar. Piensa en los que han corregido nuestros errores. Sin todos ellos, no habríamos podido llegar a ser lo que somos. Tenemos que tener gratitud con todos los que nos han ayudado en nuestra vida. También necesitamos tener gratitud por las lecciones que hemos aprendido en la vida. Las lecciones que aprendemos nos hacen más sabios para no volver a cometer los mismos errores.

ba da gan en	*La octava es la gratitud más grande*
Dao sheng de yang	*El Tao crea, de nutre*
zai pei ci hui	*El Tao otorga sabiduría a todos*
Dao en yong cun	*Nuestro honor por Tao permanecerá para siempre*

Quien tenga la gratitud más grande progresará en todos los aspectos de la vida. La gratitud debe salir del corazón y del alma. La gratitud es muy importante para la vida.

La Fuente del Tao nos crea, nos nutre y nos otorga sabiduría y gracia para que tengamos éxito en todos los aspectos de la vida. No podemos expresar suficientemente la gratitud más grande a Tao y de. Por lo tanto, nuestro honor por el favor, las bendiciones y la gracia del Tao y de debe permanecer siempre en nuestros corazones y almas.

En una frase:

**Da Gan En, la Gratitud Más Grande, es
la clave para acelerar el éxito en todos los
aspectos de la vida.**

Da Fu Wu—El Servicio Más Grande:
El Propósito de la Vida

Las frases sagradas que recibí para Da Fu Wu, el Servicio
Más Grande, son:

jiu da fu wu	九大服务
shi wei gong pu	誓为公仆
wu si feng xian	无私奉献
shang cheng fa men	上乘法门

九大服务 jiu da fu wu
La novena de las Diez Da es el servicio más grande
Jiu significa *noveno*. Da significa *más grande*. Fu wu
significa *servicio*.

誓为公仆 shi wei gong pu
Hacer un voto de ser un servidor de la humanidad
Shi significa *hacer un voto*. Wei significa *ser*. Gong pu sig-
nifica *servidor de la humanidad*.

无私奉献 wu si feng xian
Dedícate desinteresadamente a servir a los demás
Wu significa *no*. Si significa *yo*. Feng xian significa *ofrecer a
los demás con dedicación y entrega*.

上乘法门 shang cheng fa men
El método más elevado y la puerta a la sanación, la transformación y la iluminación del alma, el corazón, la mente y el cuerpo
Shang cheng significa *lo más elevado*. Fa significa *dharma*. Men significa *puerta*.

El propósito de la vida es servir. He dedicado mi vida a este propósito. Servir es hacer a los demás más felices y más sanos. Servir es empoderar e iluminar a los demás.

El ser humano tiene una vida física y un viaje espiritual. La vida física es limitada. El viaje espiritual es eterno. La vida física se nos da para que podamos servir a nuestro viaje espiritual, que es la vida de nuestra alma.

Hay dos tipos de servicios y beneficios. Un tipo es servirte a ti mismo para lograr tu propio éxito e iluminación. El otro tipo es servir a los demás para ayudar a que otros tengan éxito y se iluminen. Mucha gente piensa que servirse a uno mismo es la prioridad. En realidad, servir, empoderar e iluminar a los demás es mucho más importante.

¿Por qué sufre una persona? La sabiduría espiritual de alto nivel explica que una persona sufre debido al apego a sí misma o al egocentrismo. Una persona podría convertir todo lo que piensa en pensar en sí misma. Esto podría manifestarse como codicia; ira; falta de sabiduría en lo que hace, en lo que habla y en lo que piensa; duda; ego; competencia; celos, naturaleza combativa y más. Ya he explicado esto anteriormente. Enfatizo de nuevo: Estas cualidades de apego a sí mismo y de egocentrismo son todas contaminaciones espirituales en el corazón y en el alma. Estas naturalezas de apego a uno mismo son la causa raíz de todos los desafíos en la salud, las relaciones, las finanzas y el viaje espiritual.

Para transformar la salud, las relaciones, las finanzas y el viaje espiritual, la clave es menos "yo, yo, yo", menos egocentrismo y menos apego a uno mismo. Un ser espiritual altamente iluminado podría alcanzar la condición de eliminar por completo el "yo, yo, yo". Si uno puede servir a los demás incondicional y desinteresadamente, todos los aspectos de la vida podrían transformarse más allá de las palabras. Me complace compartir un secreto de una sola frase:

**Servir a los demás es reducir el "yo, yo, yo";
servir a los demás incondicionalmente es no
llegar al "yo, yo, yo".**

Guan Yin, la Buda de la Compasión, sirvió incondicionalmente a la humanidad y a todas las almas durante millones de vidas. Por ello, se ha convertido en una madre universal. El Cielo y el Tao le otorgaron el honorable título de Buda Qian Shou Qian Yan (*Mil Manos, Mil Ojos*) Da Ci Da Bei (*Compasión Más Grande*) Jiu Ku Jiu Nan (*Salvar a los Humanos de la Amargura y los Desastres*) Guang Da Yuan Man (la *Iluminación Más Grande*).

Si te comprometes a servir a los demás incondicionalmente, puede que los demás no se iluminen, pero tú podrías iluminarte primero.

Para iluminar tu alma, es *necesario servir* incondicionalmente. ¿Qué significa servir incondicionalmente? Servir incondicionalmente es servir sin "yo, yo, yo". Hay que servir desinteresadamente, sin "yo, yo, yo".

Shen kou yi es nuestra vida cotidiana. Shen significa *actividades, acciones y comportamientos*. Kou significa *las palabras*. Yi significa *pensamientos*. Cada día, todos tenemos shen kou yi. ¿Podemos enfocar nuestro shen kou yi en servir a los demás incondicionalmente? ¿De forma desinteresada? Si es así, podrías recibir una transformación extraordinaria en tu salud, relaciones y finanzas, y recibir una elevación inimaginable para tu viaje de iluminación del alma.

jiu da fu wu	*La novena de las cualidades Diez Da es el servicio más grande*
shi wei gong pu	*Hacer el voto de servir a la humanidad*
wu si feng xian	*Dedícate desinteresadamente a servir a los demás*
shang cheng fa men	*El método más elevado y la puerta a la iluminación*

Existe una ley universal llamada Ley Universal del Servicio Universal. Comienza con estas tres afirmaciones:

**Sirve un poco a los demás,
recibe una pequeña recompensa de la Fuente
del Tao.**

**Sirve más a los demás,
recibe más recompensa de la Fuente del Tao.**

**Sirve a los demás incondicionalmente,
recibe una recompensa ilimitada de la Fuente
del Tao.**

No importa quién seas. No importa el trabajo que hagas. En lo que hagas, en lo que hables y en lo que pienses, recuerda siempre hacer a los demás más sanos, más felices, más poderosos y más iluminados.

La humanidad tiene todo tipo de desafíos, incluso en la salud, las relaciones, las finanzas y el viaje espiritual. La clave absoluta para el servicio es el servicio desinteresado o incondicional a los demás, sin "yo, yo, yo". Es fácil de decir pero muy difícil de hacer.

Por lo tanto, el Da Fu Wu, el servicio más grande, incondicional y desinteresado, lleva la información, la energía y la materia del Tao, que puede transformar nuestra información, energía y materia negativas para que podamos servir a los demás incondicional y desinteresadamente.

En una frase:

**Da Fu Wu, el Servicio Más Grande,
es el propósito de la vida en todos
los aspectos.**

Da Yuan Man—La Iluminación Más Grande: El Logro Último para la Vida de Uno

La Fuente del Tao me dio cuatro frases sagradas para Da Yuan Man, la Iluminación Más Grande:

shi da yuan man   十大圆满
ling xin nao shen yuan man   靈心脑身圆满
ren di tian Dao shen xian ti   人地天道神仙梯
fu wu xiu lian cai ke pan   服务修炼才可攀

十大圆满 shi da yuan man
La décima de las Cualidades Diez Da es la Iluminación Más Grande
Shi significa *décimo*. Da significa *más grande*. Yuan man significa *iluminación*.

靈心脑身圆满 ling xin nao shen yuan man
Iluminación del alma, el corazón, la mente y el cuerpo
Ling significa *alma*. Xin significa *corazón*, que es el núcleo de la vida. (Se trata del corazón espiritual, que es el receptor de la información o los mensajes del alma. Un humano tiene un corazón. Una mascota tiene un corazón. ¿Tiene una montaña un corazón? ¿Tiene un océano un corazón? ¿Tiene la Madre Tierra un corazón? Las respuestas son "sí". Los seres vivos tienen corazón. Las cosas inanimadas también tienen corazón). Nao significa *conciencia*. Shen significa *cuerpo*. Para el viaje de la iluminación, ilumina primero el alma. Luego, ilumina el corazón. A continuación, ilumina la mente. Por último, ilumina el cuerpo.

人地天道神仙梯 ren di tian Dao shen xian ti
Los santos tienen cuatro niveles o pasos principales: santo humano, santo de la Madre Tierra, santo del Cielo y santo del Tao
Ren significa *ser humano*. Di significa *Madre Tierra*. Tian significa *Cielo*.

Dao es la Fuente del Tao. Shen xian significa *santos*. Ti significa *escaleras*.

¿Qué es un santo? Un santo ha alcanzado la conciencia. Conciencia significa realizar las verdades universales y encarnar las verdades universales. Las Diez Da es la verdad universal más elevada. Las Diez Da es la naturaleza de la Fuente del Tao. La conciencia tiene capas. Por lo tanto, hay cuatro capas principales de santos.

Ren xian 人仙 significa *santo humano*. Un ren xian puede transformar las condiciones de un ser humano. Los santos humanos también han alcanzado la condición de fan lao huan tong 返老还童. Fan significa *volver*. Lao significa *vejez*. Huan también significa *volver* o *regresar*. Tong significa *el estado de bebé*. Fan lao huan tong significa volver *de la vejez a la pureza y la salud del estado de bebé*. Es el verdadero rejuvenecimiento.

Di xian 地仙 significa *santo de la Madre Tierra*. La calidad de un di xian es muy alta. Un di xian puede transformar las condiciones de la Madre Tierra.

Tian xian 天仙 significa *santo del Cielo*. Un tian xian tiene habilidades aún más altas que pueden transformar las condiciones del Cielo.

Dao xian 道仙 es un *santo de la Fuente del Tao*, el santo más elevado. Un Dao xian puede transformar innumerables planetas, estrellas, galaxias y universos, porque el Tao es el Creador Último y la Fuente de innumerables planetas, estrellas, galaxias y universos.

La sabiduría de las cuatro capas de santos (ren xian, di xian, tian xian, Dao xian) es la antigua sabiduría secreta del Tao. ¿Cuál es el poder y el significado de ser un ren xian, di xian, tian xian o Dao xian? ¿Cómo suben los santos la escalera para alcanzar capas cada vez más altas? He compartido más sabiduría antigua y prácticas secretas en tres libros que he escrito sobre el Tao.[4] Si te sientes inspirado para aprender más sobre este avanzado logro del alma, por favor, léelos y practica con ellos.

服务修炼才可攀 fu wu xiu lian cai ke pan
Servir incondicionalmente es la única manera de subir las escaleras del Cielo y del Tao para convertirse en un ren xian, di xian, tian xian y Dao xian.
Fu wu significa *servicio*. Xiu significa *purificación*. Lian significa *práctica*. Xiu lian significa práctica de *purificación*. Fu wu xiu lian es la práctica de purificación del *servicio,* que consiste en servir incondicionalmente. Hay muchos sistemas de creencias espirituales. Cada sistema de creencias espirituales enseña y hace xiu lian a su manera. La esencia es la misma. Cai significa *sólo*. Ke significa *ser capaz*. Pan significa *escalar*.

Xiu lian puede explicarse en una frase:

Xiu lian es purificar el shen kou yi del ser humano, incluyendo las actividades, acciones, comportamientos, palabras, y pensamientos, al shen kou yi de un santo.

---

4   Zhi Gang Sha, *Tao I: The Way of All Life* (New York, New York/Toronto, Ontario: Atria Books/Heaven's Library Pub. Corp., 2010); *Tao II: The Way of Healing, Rejuvenation, Longevity, and Immortality* (New York, New York/Toronto, Ontario: Atria Books/Heaven's Library Pub. Corp., 2010); *Tao Classic of Longevity and Immortality: Sacred Wisdom and Practical Techniques* (Dallas, Texas/Richmond Hill, Ontario: BenBella Books/Heaven's Library Pub. Corp., 2018).

¿Qué es el shen kou yi del ser humano? El shen kou yi del ser humano proviene del apego y el egocentrismo. En todos los aspectos de la vida, se trata de considerar primero el "yo, yo, yo". El propósito del xiu lian es purificar el egoísmo hacia el desinterés. No puedo enfatizar lo suficiente que purificar verdaderamente es eliminar todo tipo de contaminación humana, incluyendo:

- tan 贪 *codicia*
- chen 嗔 *ira*
- chi 痴 *falta de sabiduría en shen kou yi*
- yi 疑 *duda*
- man 慢 *ego*
- ming 名 *fama*
- li 利 *centrarse en el dinero y el poder*
- zheng dou 争斗 *lucha*
- du ji 妒忌 *celos*
- jing zheng 竞争 *competencia*
- y más

Elimina la contaminación humana mencionada para alcanzar el nivel de un santo. Purifícate aún más y sirve incondicionalmente para alcanzar niveles cada vez más altos de iluminación.

shi da yuan man	*La décima de las cualidades Diez Da es la Iluminación más grande*
ling xin nao shen yuan man	*Iluminación del alma, el corazón, la mente y el cuerpo*
ren di tian Dao shen xian ti	*Los santos tienen cuatro niveles o pasos principales: santo*

	humano, santo de la Madre Tierra, santo del Cielo y santo del Tao
fu wu xiu lian cai ke pan	*El servicio incondicional es la única manera de subir las escaleras del Cielo y del Tao*

En una frase:

Da Yuan Man, la Iluminación Más Grande, es el objetivo final y el logro de el viaje espiritual y el viaje físico.

ဆ ၍ ၛ

Shi Da, las diez cualidades más grandes, es la naturaleza de la Fuente del Tao, así como la sabiduría y el poder de la Fuente para transformar todos los aspectos de la vida, incluyendo la salud, las relaciones, las finanzas y el viaje espiritual.

La Caligrafía del Tao lleva un campo de la Fuente, que incluye el amor y la luz de la Fuente; la frecuencia y la vibración de la Fuente; la información, la energía y la materia más positivas de la Fuente; las capacidades ilimitadas de la Fuente; y el poder más elevado del alma sobre la materia de la Fuente, que podría transformar la información, la energía y la materia negativas en todos los aspectos de la vida.

En el próximo capítulo te guiaré para que apliques el Campo del *Da Ai* de la Caligrafía del Tao para transformar todos los aspectos de la vida.

9

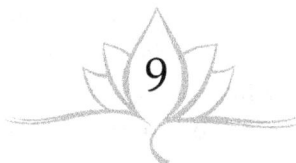

Transformación del Campo de la Caligrafía del Tao

ME GUSTARÍA ENFATIZAR de nuevo que el Tao:

- es el Creador y la Fuente Última
- lleva el amor y la luz de la Fuente
- lleva la frecuencia y la vibración de la fuente
- lleva la información, la energía y la materia más positivas de la Fuente que podrían transformar todos los aspectos de la vida, incluyendo la salud, las relaciones, las finanzas y el viaje espiritual
- lleva las habilidades infinitas de la Fuente
- es el alma más elevada que lleva el poder más grande del alma sobre la materia. El alma sobre la materia es el bienestar del alma, lo que significa que el alma puede hacer que las cosas sucedan. Debido a que el Tao es el Creador y la Fuente Última, tiene el más alto poder del alma para transformar todos los aspectos de la vida.

La caligrafía es arte.

La Caligrafía del Tao es un arte de la Unidad de la Fuente que crea y lleva un Campo de la Fuente del Tao como una presencia física del Tao en la Madre Tierra. En el capítulo once, el Dr. Peter Hudoba compartirá algunos hallazgos clave de la investigación médica que ha llevado a cabo sobre el Campo del Arte Transformativo de la Caligrafía del Tao para ayudarte a entender claramente la eficacia del Campo de la Caligrafía del Tao para transformar las condiciones de salud.

El Campo del *Da Ai* de la Caligrafía del Tao En el capítulo anterior, compartí el Campo del *Da Ai* de la Caligrafía del Tao que creé en la figura 7. Te pedí que practicaras con este campo durante veinte minutos para atender una petición. En este capítulo, te guiaré para que apliques el Campo del *Da Ai* de la Caligrafía del Tao para transformar la salud, las relaciones, las finanzas y el viaje espiritual.

El Campo del *Da Ai* de la Caligrafía del Tao Transforma la Salud del Cuerpo Físico

Apliquemos las Seis Técnicas de Poder.

El Poder del Cuerpo

El Poder del Cuerpo consiste en utilizar las posiciones del cuerpo y de las manos para la sanación.

Siéntese recto con la espalda libre y despejada y los pies apoyados en el suelo. Coloca una palma de la mano sobre el ombligo y la otra sobre cualquier parte del cuerpo en la que desees recibir sanación, transformación, prevención o rejuvenecimiento.

El Poder del Alma

El Poder del Alma consiste en aplicar el alma sobre la materia o el bienestar del alma, invocando las almas internas dentro de nuestro cuerpo y las almas externas fuera de nuestro cuerpo. Hace más de quince años le di al Poder del Alma el nombre de "Decir Hola de Sanación y Transformación".

"Decir Hola" a las almas internas:

> *Querida alma, corazón, mente y cuerpo (o shen qi jing) de mi _____ (nombra el sistema, órgano, parte o área del cuerpo, o condición de salud física para la que deseas la sanación[5]),*
> *Te amo, te honro y te aprecio.*
> *Tienes el poder de sanarte a ti mismo.*
> *Haz un buen trabajo.*
> *Gracias.*

"Decir Hola" a las almas externas:

> *Querido el Campo del Da Ai de la Caligrafía del Tao,*
> *Querido Fuente del Tao,*
> *Querido Divino,*
> *Queridos todos mis padres y madres espirituales, ángeles, guías y protectores,*
> *Te amo, te honro y te aprecio.*

---

5   Algunos ejemplos: mi corazón, mi sistema respiratorio, mis rodillas, mi espalda baja, mi hipertensión, mi cáncer de mama, mis migrañas, etc. Cualquier sistema físico, órgano, parte o área del cuerpo, dolor, quiste, tumor, enfermedad o condición física está bien.

Por favor, dame una sanación para mi _____
   (repite tu petición).
Estoy muy agradecido.
Gracias.

Si quieres solicitar la prevención de enfermedades o el rejuvenecimiento, simplemente sustituya (o añada) esas palabras por "sanación. "

El Poder de la Respiración, el Poder de la Mente, el Poder del Sonido y el Poder del Campo de la Caligrafía del Tao

El Poder de la Respiración, el Poder de la Mente, el Poder del Sonido y el Poder del Campo de la Caligrafía del Tao son los cuatro que quedan de las Seis Técnicas de Poder.

Para el Poder de la Respiración, utilizaremos la antigua práctica secreta de respiración llamada xi qing hu zhuo 吸清呼浊 que introduje en el capítulo anterior (página 79). Recuerda que xi qing significa *inhalar shen qi jing positivo* y hu zhuo significa *exhalar shen qi jing negativo.* Todos sabemos que la vida es de inhalar y exhalar. Inhalar oxígeno y exhalar dióxido de carbono.

Combinamos la técnica del Poder de la Respiración Xi Qing Hu Zhuo con el Poder del Campo de la Caligrafía del Tao. Esta sinergia innovadora es mucho más poderosa que la antigua práctica de la respiración por sí sola, ya que el Campo de la Caligrafía del Tao es un campo de shen qi jing (campo de materia energía información) más positivo.

Xi qing es inhalar la información, la energía y la materia positivas del Campo del *Da Ai* de la Caligrafía del Tao. Ten el Campo del *Da Ai* de la Caligrafía del Tao de la figura 7 frente a ti mientras haces las prácticas de este capítulo que lo utilizan.

Ahora, combina el Poder de la Respiración y el Poder del Campo de la Caligrafía del Tao con el Poder de la Mente.

Mientras inhalas profunda y lentamente, visualiza la luz dorada del Campo del *Da Ai* de la Caligrafía del Tao llegando y reuniéndose en la parte o área del cuerpo físico para la que solicitaste la sanación. Esta luz dorada lleva la información, la energía y la materia más positivas del Campo del *Da Ai* de la Caligrafía del Tao.

Por último, añada el Poder del Sonido.

Mientras exhalas, canta *Da Ai* (pronunciado *dah ay*) y visualiza la luz dorada irradiando en todas las direcciones desde el área para la que solicitaste la sanación, llenando todo tu cuerpo mientras exhalas la información, la energía y la materia negativas de tu solicitud.

Sigue practicando. Lo mejor es practicar durante al menos diez o veinte minutos cada vez, y puedes practicar varias veces al día. De hecho, no hay límite de tiempo para esta práctica. En el caso de los dolores crónicos y las condiciones que ponen en peligro la vida, practica durante un total de una o dos horas al día. Los beneficios podrían estar más allá de tu comprensión.

El Campo del *Da Ai* de la Caligrafía del Tao Transforma la Salud del Cuerpo Emocional

Todo el mundo puede utilizar la sanación, la transformación, la prevención y el rejuvenecimiento del cuerpo físico. Por lo tanto, estudia la sección anterior, practica bien y, lo más importante, ¡hazlo!

Para utilizar las Seis Técnicas de Poder para transformar la salud del cuerpo emocional, que consiste en reducir, eliminar y prevenir las emociones desequilibradas, basta con modificar el Poder de la Mente utilizado en la práctica anterior (transformación de la salud para el cuerpo físico) de la siguiente manera:

Para la ira, visualiza la luz dorada reuniéndose en y alrededor del hígado mientras inhalas e irradiando en todas las direcciones desde tu hígado mientras exhalas, liberando el shen qi jing negativo.

Para la ansiedad o la depresión, visualiza la luz dorada reuniéndose en y alrededor de tu corazón.

Para la preocupación, visualiza la luz dorada reuniéndose en y alrededor de tu bazo.

Para la tristeza o el dolor, visualiza la luz dorada reuniéndose en y alrededor de tus pulmones.

Para el miedo, visualiza la luz dorada reuniéndose en y alrededor de tus riñones.

Para otras emociones desequilibradas, como la culpa o la

vergüenza, visualiza la luz dorada reuniéndose en y alrededor de tu corazón.

Estas directrices se basan en la teoría de los Cinco Elementos de la medicina tradicional china. Más adelante explicaré un poco más sobre la teoría de los Cinco Elementos.

El Campo del *Da Ai* de la Caligrafía del Tao Transforma la Salud del Cuerpo Mental

Para el cuerpo mental, puedes desear la sanación, la transformación o la prevención de problemas como las actitudes negativas, los esquemas mentales negativos, las creencias negativas, el ego, los apegos o cualquier otra condición mental.

Siga el patrón de la práctica para el cuerpo físico que aparece anteriormente en este capítulo. Para el Poder de la Mente, visualiza la luz dorada del Campo del *Da Ai* de la Caligrafía del Tao llegando al corazón y al cerebro juntos. El corazón alberga la mente y el alma.

El Campo del *Da Ai* de la Caligrafía del Tao Transforma la Salud del Cuerpo Espiritual

Transformar la salud para el cuerpo espiritual es transformar la información, la energía y la materia negativas que bloquean el viaje espiritual de uno. Esto podría incluir cuestiones como la falta de creencia, la falta de confianza, la duda, la falta de disciplina, la resistencia de todo tipo y más.

Siga el patrón de la práctica para el cuerpo físico que aparece anteriormente en este capítulo. Para el Poder de la Mente, visualiza la luz dorada del Campo del *Da Ai* de la Caligrafía del Tao llegando al corazón.

En esta práctica y en las anteriores, practica al menos diez minutos cada vez, dos o tres veces al día. En el caso de las enfermedades crónicas o que pongan en peligro la vida, practica un total de dos horas al día. De hecho, no hay límite de tiempo. No puedo insistir lo suficiente en que la vida es de inhalar y exhalar. Puedes practicar durante muchas horas al día, especialmente si tienes una enfermedad grave o que pone en peligro tu vida. Cada vez que practiques, mantén el libro abierto en la figura 7.

La paciencia y la persistencia son importantes. Hemos obtenido miles de resultados conmovedores en todo el mundo. Deseo que cada uno de ustedes reciba los beneficios más grande posibles.

Practica. Practica. Practica.

Sana. Sana. Sana.

Transforma. Transforma. Transforma.

Restablece tu salud lo antes posible.

El Campo del *Da Ai* de la Caligrafía del Tao Transforma las Relaciones

El Campo del Arte Transformativo de la Caligrafía del Tao es un Campo de la Fuente, que es un campo cuántico con información, energía y materia positivas ilimitadas y potencial ilimitado. Por eso el Campo de la Caligrafía del Tao puede sanar y transformar cualquier aspecto de la vida, incluyendo las relaciones.

Pocas personas tienen sólo relaciones perfectas llenas de amor, paz y armonía. La mayoría de la gente puede tener una o varias relaciones difíciles. Algunas personas tienen enormes desafíos en sus relaciones.

Aplica las Seis Técnicas de Poder para transformar la información, la energía y la materia negativas en una o varias relaciones.

El Poder del Cuerpo

Siéntate recto con la espalda libre y despejada y los pies apoyados en el suelo. También puedes ponerte de pie con los pies separados a la altura de los hombros. Coloca una palma de la mano sobre el ombligo y la otra sobre el primer chakra energético (chakra raíz) en la parte inferior del torso. El primer chakra energético es importante para las relaciones. Consulta la figura 9 para ver la localización del primer chakra energético.

El Poder del Alma

"Decir Hola" a las almas internas:

> *Querida alma, corazón, mente y cuerpo* (o *shen qi jing*) *de mi relación con* _____ (nombre de la persona o personas),
> *Te amo, te honro y te aprecio.*

Tienes el poder de sanarte y transformarte.
Haz un buen trabajo.
Gracias.

"Decir Hola" a las almas externas:

Querido _____ (nombre de la persona
   o personas),
Te amo, te honro y te aprecio.
Tenemos algunos retos en nuestra relación.
Tenemos el poder de sanar y transformar
   nuestra relación.
Te perdono.
Me perdonas.
Trae amor, paz y armonía.

Querido el Campo del Da Ai *de la Caligrafía del Tao,*
Querido Fuente del Tao,
Querido Divino,
Queridos nuestros padres y madres espirituales
   (tuyos y de la otra persona), ángeles, guías
   y protectores,
Te amo, te honro y te aprecio.
Por favor, danos una bendición para sanar y trans-
   formar mi relación con _____ (vuelve a
   nombrar a la persona o personas).
Estoy muy agradecido.
Gracias.

El Poder de la Respiración, el Poder de la Mente, el Poder del Sonido y el Poder del Campo de la Caligrafía del Tao

Utiliza la técnica del Poder de la Respiración Xi Qing Hu Zhuo (Inhalar Positivo, Exhalar Negativo). Abre el libro en la figura 7 e inhala la información, la energía y la materia positivas del Campo del *Da Ai* de la Caligrafía del Tao. Mientras inhalas, visualiza la luz dorada del Campo del *Da Ai* de la Caligrafía del Tao llegando y reuniéndose en tu primer chakra energético.

Mientras exhalas, canta *Da Ai* y visualiza la luz dorada irradiando en todas direcciones desde tu primer chakra energético, llenando todo tu cuerpo mientras exhalas la información, la energía y la materia negativas de tu relación.

Continúa practicando durante al menos diez minutos cada vez. Puedes practicar varias veces al día. De hecho, no hay límite de tiempo para esta práctica.

El Campo del *Da Ai* de la Caligrafía del Tao Transforma las Finanzas

Aplica las Seis Técnicas de Poder para transformar la información, la energía y la materia negativas en tus finanzas.

El Poder del Cuerpo

Siéntate recto con la espalda libre y despejada y los pies apoyados en el suelo. También puedes ponerte de pie con los pies separados a la altura de los hombros. Coloca una palma de la mano sobre el ombligo y la otra justo debajo, sobre el segundo chakra energético, en el parte bajo del abdomen. El segundo chakra energético es importante para las finanzas. Consulte la figura 9 para ver la localización del segundo chakra energético.

El Poder del Alma

"Decir Hola" a las almas internas:

> *Querida alma, corazón, mente y cuerpo (o shen qi jing) de mis finanzas,*
> *Te amo, te honro y te aprecio.*
> *Tienes el poder de sanarte y transformarte.*
> *Haz un buen trabajo.*
> *Gracias.*

"Decir Hola" a las almas externas:

> *Querido el Campo del Da Ai de la Caligrafía del Tao,*
> *Querido Fuente del Tao,*
> *Querido Divino,*
> *Queridos todos mis padres y madres espirituales, ángeles, guías y protectores,*
> *Te amo, te honro y te aprecio.*
> *Por favor, dame una bendición para sanar y transformar mis finanzas.*
> *Estoy muy agradecido.*
> *Gracias.*

El Poder de la Respiración, el Poder de la Mente, el Poder del Sonido y el Poder del Campo de la Caligrafía del Tao

Utiliza la técnica del Poder de la Respiración Xi Qing Hu Zhuo (Inhalar Positivo, Exhalar Negativo). Abre el libro en la figura 7 e inhala la información, la energía y la materia positivas del Campo del *Da Ai* de la Caligrafía del Tao. Mientras inhalas, visualiza la luz dorada del Campo del *Da Ai* de la Caligrafía del Tao llegando y reuniéndose en tu segundo chakra energético.

Mientras exhalas, canta *Da Ai* y visualiza la luz dorada irradiando en todas direcciones desde tu segundo chakra energético, llenando todo tu cuerpo mientras exhalas la información, la energía y la materia negativas de tus finanzas.

Continúa practicando durante al menos diez minutos cada vez. Puedes practicar varias veces al día. De hecho, no hay límite de tiempo para esta práctica.

Sanación y Transformación de Zhong Mai

Existe una antigua sabiduría secreta y una práctica para sanar y transformar los cuerpos físico, emocional, mental y espiritual. De hecho, esta sabiduría y práctica secreta puede ayudar a sanar y transformar cualquier aspecto de la vida, incluyendo las relaciones y las finanzas. Se llama Sanación y Transformación de Zhong Mai. Zhong significa *central*. Mai significa *meridiano*.

El Zhong Mai es un canal vertical en el centro del cuerpo, desde la parte baja del torso hasta la parte alta de la cabeza. Comienza en el punto de acupuntura Hui Yin y termina en el punto de acupuntura Bai Hui. El punto de acupuntura Hui Yin se encuentra en la parte baja del torso. Se encuentra entre el ano y los genitales externos en el perineo. El punto de acupuntura Bai Hui está en el centro de la parte alta de la cabeza. Imagina una línea que recorre el centro de la parte alta de la cabeza, entre los lados izquierdo y derecho. Ahora imagine una línea que conecta la parte alta de las orejas y que atraviesa la parte alta de la cabeza. El punto de acupuntura Bai Hui se encuentra en la intersección de estas dos líneas.

Estos dos puntos de acupuntura (vea la figura 9) desempeñan un papel importante en el equilibrio del yin y el yang. El punto Hui Yin absorbe la energía de la Madre Tierra. El punto Bai Hui absorbe la energía del Cielo. La Madre Tierra es el yin. El Cielo es el yang. Durante cinco mil años en la medicina tradicional china, el principio número uno para la sanación es equilibrar el yin y el yang.

El Yang es la naturaleza del fuego. El fuego es caliente, ascendente y emocionante. El yin es la naturaleza del agua. El agua es fría, descendente y tranquila. Cada sistema, cada órgano, cada célula y cada parte del cuerpo se dividen en yin y yang. Por ejemplo, la parte trasera del cuerpo es yang; la parte delantera del cuerpo es yin. La parte alta del cuerpo es yang; la parte baja es yin. El exterior del cuerpo es yang; el interior es yin.

Los órganos internos del cuerpo también se clasifican entre yin y yang según la teoría de los Cinco Elementos utilizada en la medicina tradicional china. Los principales pares de órganos yin-yang son:

- Elemento madera: hígado-vesícula biliar
- Elemento fuego: corazón-intestino delgado
- Elemento tierra: bazo-estómago
- Elemento metal: pulmones-intestino grueso
- Elemento agua: riñones-vejiga urinaria

En la figura 8, comparto algunos conocimientos básicos adicionales de la teoría de los Cinco Elementos para el cuerpo físico, el cuerpo emocional y más.[6]

La sabiduría es más profunda. Cada órgano se divide en yin y yang. Cada célula también se divide en yin y yang. El equilibrio yin yang es sanativo. Un yin excesivo o insuficiente provoca enfermedades. Un yang excesivo o insuficiente también provoca enfermedades.

El Zhong Mai atraviesa y se conecta con siete centros de energía principales o chakras. En la enseñanza tradicional del Tao, se llaman:

---

6 Para profundizar en la teoría de los Cinco Elementos, vea mi libro *Milagros Sanadores del Alma: Antigua y Nueva Sabiduría, para la Sanación Integral* (Barcelona: Ediciones Obelisco, 2016).

Elemento	Órgano Yin	Órgano Yang	Sentido	Tejido del Cuerpo
Madera	Hígado	Vesícula biliar	Ojos Vista	Tendones Uñas
Fuego	Corazón	Intestino delgado	Lengua Sabor	Vasos sanguíneos
Tierra	Bazo	Estómago	Boca Labios El Habla	Músculos
Metal	Pulmones	Intestino grueso	Nariz Olfato	Piel
Agua	Riñones	Vejiga urinaria	Oídos Audición	Huesos Articula-ciones

Elemento	Emoción Desequili-brada	Emoción Equili-brada	Fluido del Cuerpo	Dedo
Madera	Ira	Paciencia	Lágrimas	Índice
Fuego	Depresión Ansiedad Emocio-nado	Alegría	Sudor	Medio
Tierra	Preocup-ación	Amor Compasión	Saliva	Pulgar
Metal	Duelo Tristeza	Valor	Moco	Anular
Agua	Miedo	Calma	Orina	Meñique

Figura 8. Los Cinco Elementos

Primer chakra energético: 海地轮 Engranaje del Fondo
                              del Océano
Segundo chakra energético: 水轮 Engranaje del Agua
Tercer chakra energético: 日轮 Engranaje del Sol
Cuarto chakra energético: 火轮 Engranaje del Fuego
Quinto chakra energético: 风轮 Engranaje del Viento
Sexto chakra energético: 月轮 Engranaje de la Luna
Séptimo chakra energético: 天轮 Engranaje del Cielo

Estos son los espacios centrales del cuerpo. Vea la figura 9.

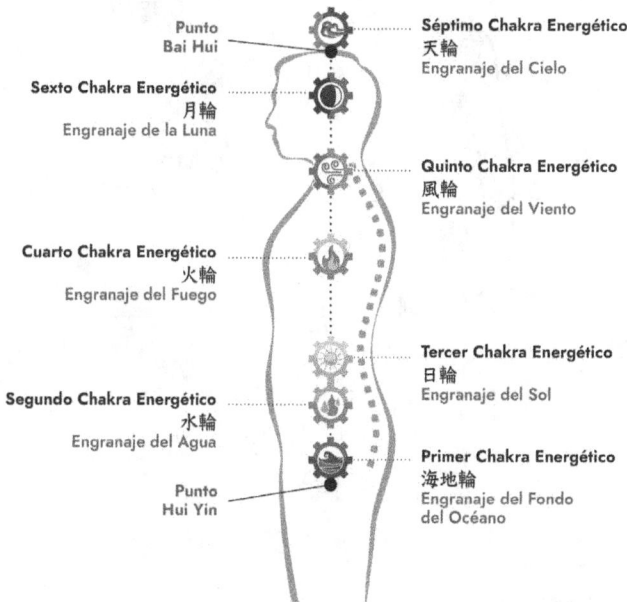

Figura 9. Siete Chakras Energéticos o Engranajes

El Zhong Mai también pasa por el San Jiao, que en inglés
suele llamarse Triple Burner (Triple Quemador) o Triple

Warmer (Triple Calentador). Consta de tres espacios principales en el cuerpo. El Jiao Inferior es el espacio en el torso por debajo del nivel del ombligo. El Jiao Medio es el espacio entre los niveles del ombligo y el diafragma. El Jiao Superior es el espacio que se encuentra por encima del diafragma. Vea la figura 10.

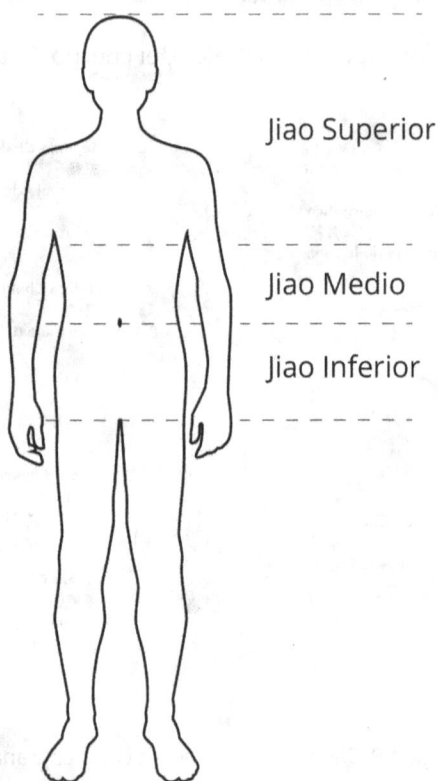

Figura 10. San Jiao

En la medicina tradicional china, San Jiao es la vía del qi y de los fluidos del cuerpo.

中脉一通, 百脉通
zhong mai yi tong, bai mai tong
Si el meridiano central fluye libremente, todos los meridianos fluyen libremente.

三焦畅通, 百病消除
san jiao chang tong, bai bing xiao chu
Si el San Jiao fluye libremente, se eliminan todas las enfermedades.

Para que el meridiano central fluya libremente, hay que eliminar los bloqueos en los siete chakras energéticos o engranajes. Los bloqueos son shen qi jing negativos. Cada chakra energético se conecta estrechamente con varios aspectos de nuestra alma, corazón, mente y cuerpo. Por ejemplo, el tercer chakra energético o Engranaje del Sol conecta con el elemento Madera, que incluye el hígado, la vesícula biliar, los ojos, los tendones y la ira, y con el elemento Agua, que incluye los riñones, la vejiga urinaria, los oídos, los huesos, las articulaciones y el miedo, mientras que el sexto chakra energético o Engranaje de la Luna es muy importante para desarrollar la inteligencia mental.

Los siete chakras energéticos o engranajes se conectan con todos los aspectos de nuestra alma, corazón, mente y cuerpo. Por lo tanto, zhong mai yi tong, bai mai tong. Esto significa que *si el meridiano central fluye libremente, todos los meridianos fluyen libremente*. Es vital sanar y transformar los siete chakras energéticos y el Zhong Mai para toda sanación y transformación en nuestra alma, corazón, mente y cuerpo.

San jiao chang tong, bai bing xiao chu (*si el San Jiao fluye libremente, se eliminan todas las enfermedades*) nos dice que también es vital sanar y transformar el shen qi jing negativo en el San Jiao para todas las demás sanaciones y transformaciones.

¿Cuál es la mejor manera de sanar y transformar los siete chakras energéticos, el Zhong Mai y el San Jiao?

¿Existe una forma de sanar y transformar los siete chakras energéticos, el Zhong Mai y el San Jiao juntos?

Mi respuesta es *sí*. Tengo el honor de compartir este camino secreto y sagrado en la siguiente sección.

Canal Qi

El Canal Qi es el canal de energía más importante del cuerpo. El Canal Qi parte del punto de acupuntura Hui Yin, sube por el Zhong Mai hasta el punto de acupuntura Bai Hui, luego gira hacia abajo por la parte de atrás de la cabeza y por delante de la columna vertebral, a través de Wai Jiao, volviendo al punto de acupuntura Hui Yin. Vea la figura 11.

El Wai Jiao es el espacio más grande del cuerpo. Es el espacio en la parte de atrás de la cabeza y delante de toda la columna vertebral. Vea la figura 11. El San Jiao y el Wai Jiao se superponen parcialmente, por lo que están estrechamente relacionados. En concreto, el San

Jiao (Inferior, Medio y Superior) es como tres ríos, y el Wai Jiao es el océano en el que desembocan. Si el San Jiao está bloqueado, el Wai Jiao también lo estará. Por lo tanto, si el Wai Jiao está limpio, el San Jiao también lo estará. Recuerda la antigua sabiduría: san jiao chang tong, bai bing xiao chu (*si el San Jiao fluye libremente, se eliminan todas las enfermedades*).

El Canal Qi conecta los siete chakras energéticos o engranajes, el Zhong Mai y el Wai Jiao. Por lo tanto, hay una manera de sanar y transformar los siete chakras energéticos, el Zhong Mai y el San Jiao juntos. ¿Cuál es el camino? En una frase:

Sanar y transformar el Canal Qi es sanar y transformar los siete chakras energéticos, el Zhong Mai, el San Jiao y el Wai Jiao juntos, lo que apoya la sanación y transformación del cuerpo físico, el cuerpo emocional, el cuerpo mental, el cuerpo espiritual, las relaciones, las finanzas y todos los aspectos de la vida.

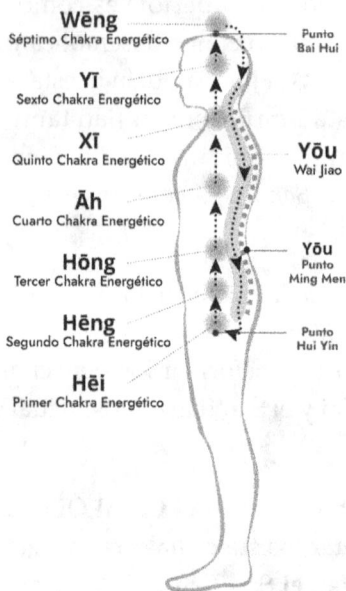

El Wai Jiao es el espacio sombreado en la parte de atrás
de la cabeza y delante de la columna vertebral.

Figura 11. Canal Qi y Wai Jiao

¿Cuál es la forma de sanar y transformar el Canal Qi?

Recibí mantras secretos y sagrados de la Fuente para los siete chakras energéticos o engranajes y el Wai Jiao. Vea la figura 11.

- El mantra secreto para el primer chakra energético es Hei (pronunciado *jey*).
- El mantra secreto para el segundo chakra energético es Heng (pronunciado *jang*).
- El mantra secreto para el tercer chakra energético es Hong (pronunciado *jong*).

- El mantra secreto para el cuarto chakra energético es Ah (pronunciado *ah*).
- El mantra secreto para el quinto chakra energético es Xi (pronunciado *xi*).
- El mantra secreto para el sexto chakra energético es Yi (pronunciado *i*).
- El mantra secreto para el séptimo chakra energético es Weng (pronunciado *guang*).
- El mantra secreto de Wai Jiao es You (pronunciado *yo*).

Por lo tanto, el mantra secreto y sagrado para el Canal Qi es:

Hei Heng Hong Ah Xi Yi Weng You

Para una verdadera sanación y transformación de cualquier parte del cuerpo, canta este mantra tres veces al día, diez minutos cada vez. He creado una animación en la que puedes cantar conmigo. También puedes aplicar el Poder de la Mente para hacer las visualizaciones que se muestran en la animación.

Puedes ver la animación de la práctica del mantra para el Canal Qi a través de este código QR:

o en esta página web: **https://tchryb.heavenslibrary.com**

Para obtener los mejores beneficios, recuerda aplicar el Poder del Alma con la técnica de Decir Hola de Sanación y Transformación, antes de empezar a cantar:

"Decir Hola" a las almas internas:

> *Querido mi Canal Qi, siete chakras energéticos, Zhong Mai, San Jiao y Wai Jiao,*
> *Los amo.*
> *Tienen el poder de limpiarse y potenciarse a sí mismos.*
> *Hagan un buen trabajo.*
> *Gracias.*

"Decir Hola" a las almas externas:

> *Querida la animación y el mantra secreto y sagrado para el Canal Qi,*
> *Te amo, te honro y te aprecio.*
> *Por favor, limpia y potencia mi Canal Qi y todo lo que está en tu camino.*
> *Estoy muy agradecido.*
> *Gracias.*

A continuación, cante—con o sin la animación—durante diez minutos o más.

De hecho, no hay límite de tiempo para realizar la práctica mostrada en la animación. En el caso de los dolores crónicos y las enfermedades que ponen en peligro la vida, haz la práctica del Canal Qi durante una o dos horas al día. Los beneficios podrían estar más allá de tu comprensión. He aplicado esta sabiduría secreta y la práctica para crear muchos resultados sorprendentes y conmovedores. Estoy encantado de publicar esto como uno de los más altos secretos de autosanación para la humanidad. Mi mensaje de sanación es:

> *Tengo el poder de sanarme a mí mismo.*
> *Tienes el poder de sanarte a ti mismo.*
> *Juntos tenemos el poder de sanar el mundo.*

Promover el flujo de qi en el Zhong Mai es sanar todo el cuerpo.

Promover el flujo de qi en el San Jiao es sanar todo el cuerpo.

Promover el flujo de qi en el Wai Jiao es sanar todo el cuerpo.

Para promover el flujo de qi en el Canal Qi, se podrían obtener resultados aún más rápidos y mejores para la sanación de todo el cuerpo.

Cuando estamos enfermos, necesitamos médicos. Necesitamos profesionales de la salud. Apoyo todas las medicinas convencionales y alternativas y complementarias, todas las modalidades de sanación. Sólo quiero que usted y la humanidad se den cuenta de que el cuerpo humano tiene un sistema de autosanación. Necesitamos activarlo. Tenemos que darnos cuenta de que podemos hacer una sanación increíble más allá de nuestra comprensión. Deseo que cada lector entienda mi mensaje y haga más práctica.

Practica. Practica. Practica.
Sana. Sana. Sana.

Transforma. Transforma. Transforma.
Restablece tu salud lo antes posible.

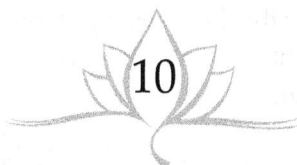

10

Sana la Espalda con el Campo del Tao Bei de la Caligrafía del Tao

PUEDES RECIBIR BENEFICIOS del Arte Transformativo de la Caligrafía del Tao que van más allá de la comprensión. El Arte Transformativo de la Caligrafía del Tao puede ayudarte a sanar y transformar tu salud, tus relaciones, tus finanzas, tu viaje espiritual y todos los aspectos de tu vida.

En este capítulo, me centro en la sanación y la transformación del dolor de espalda. La mayoría de la humanidad sufrirá un dolor de espalda importante en algún momento de su vida. En Norteamérica, hasta el setenta u ochenta por ciento de las personas lo experimentarán en algún momento.

La herramienta artística transformadora es el *Tao Bei* 道背 de la Caligrafía del Tao. Tao es la Fuente. Bei significa *espalda*. El Campo del *Tao Bei* de la Caligrafía del Tao cubre toda la espalda, desde el cuello hasta el coxis.

El *Tao Bei* de la Caligrafía del Tao para tu uso está en la contraportada.

Practiquemos recibir la sanación, la prevención, el rejuvenecimiento y mucho más del Campo del *Tao Bei* de la Caligrafía del Tao.

Utilizaremos la técnica del Poder de la Respiración Xi Qing Hu Zhuo que introduje en el capítulo ocho. Esta es la técnica de práctica clave para sanar todas las enfermedades. Esta técnica se utilizará en todos los libros futuros de mi serie de la Caligrafía del Tao.

Práctica Xi Qing Hu Zhuo (Inhalar Positivo, Exhalar Negativo) para la Espalda

Aplica las Seis Técnicas de Poder.

El Poder del Cuerpo

Coloca el *Tao Bei* de la Caligrafía del Tao en la contraportada sobre el área de la espalda en la que quieres sanarte.

El Poder del Alma

"Decir Hola" a las almas internas:

> *Querida alma, corazón, mente y cuerpo (o shen qi jing) de mi espalda,*
> *Te amo, te honro y te aprecio.*
> *Tienes el poder de sanarte a ti mismo.*
> *Haz un buen trabajo.*
> *Gracias.*

"Decir Hola" a las almas externas:

> *Querido el Campo del Tao Bei de la Caligrafía del Tao,*

Querido Fuente del Tao,
Querido Divino,
Queridos todos mis padres y madres espirituales,
    ángeles, guías y protectores,
Te amo, te honro y te aprecio.
Por favor, dame una sanación para mi espalda.
Estoy muy agradecido.
Gracias.

El Poder de la Respiración, el Poder de la Mente, el Poder del Sonido y el Poder del Campo de la Caligrafía del Tao

Inhala y visualiza la luz dorada del Campo del *Tao Bei* de la Caligrafía del Tao en la contraportada reuniéndose en ea área de la espalda para la que deseas la sanación.

Mientras exhalas, canta *Tao Bei* (pronunciado *dao bey*) o Espalda del *Tao* o *Campo de Caligrafía del Tao* y visualiza la luz dorada irradiando en todas las direcciones mientras exhalas la información, la energía y la materia negativas de tu espalda.

Puedes ver la animación de la práctica con el *Tao Bei* de la Caligrafía del Tao a través de este código QR:

o en esta página web: **https://tchryb.heavenslibrary.com**

Continúa con la práctica de inhalar y exhalar. Lo mejor es practicar durante al menos diez minutos cada vez, y se puede practicar varias veces al día. De hecho, no hay límite de tiempo para esta práctica. En el caso del dolor crónico, practica varias veces al día para que el tiempo total de práctica sea de una a dos horas. Los beneficios podrían estar más allá de tu comprensión.

El *Tao Bei* de la Caligrafía del Tao de la contraportada es la que escribí en enero de 2022 durante una sesión de sanación transmitida por internet a cientos de personas en todo el mundo. Estoy encantado de compartir algunos de los muchos informes de las experiencias de los participantes mientras y después de que practicamos juntos en el Campo del *Tao Bei* de la Caligrafía del Tao. Muchas personas experimentaron el Campo de la Caligrafía del Tao incluso mientras yo escribía esta la Caligrafía del Tao.

Deseo sinceramente que utilices más el Campo del *Tao Bei* de la Caligrafía del Tao para sanar, prevenir, rejuvenecer y prolongar la vida de tu espalda.

Muchas personas en todo el mundo ya han experimentado una profunda transformación de sus dolores de espalda (e incluso de problemas aparte de la espalda) gracias al Campo del Arte Transformativo del *Tao Bei* de la Caligrafía del Tao. Que te inspire a usar más el Campo de la Caligrafía del Tao. El Campo del Arte Transformativo de la Caligrafía del Tao está disponible para ti aquí y ahora.

ॐ ॐ ॐ

Sorprendida por mi experiencia con el Arte Transformativo de la Caligrafía del Tao

Vivo en Vancouver, Columbia Británica. Como enfermera titulada, he trabajado como asistente de investigación para una universidad, en el quirófano (incluido el equipo de trasplantes) y en la UCIN.

Sufrí muchas traumas físicos y emocionales de niña. Tuve un accidente de bicicleta en la infancia con una grave conmoción cerebral, tres graves accidentes de coche y otros eventos que me causaron traumas en la cabeza y la columna vertebral. Durante décadas, he tenido muchos síntomas prolongados de latigazo, incluyendo dolor crónico y rigidez en el cuello y los hombros, mareos, entumecimiento, debilidad y hormigueo en las piernas, y dificultad para dormir.

Asistí a un evento de sanación del Arte Transformativo de la Caligrafía del Tao la semana pasada y estaba tan emocionada cuando el Maestro Sha creó el Tao Bei de la Caligrafía del Tao para sanar y transformar la espalda. Cuando nos guió en una práctica de respiración Xi Qing Hu Zhuo con la caligrafía, mi cuello se calentó mucho y sentí unas manos llenas de luz en esa área. Después de la bendición, sentí espacio y ligereza en mi espalda y cuello.

Una semana más tarde, todavía estoy sorprendida por mi experiencia de la sanación del campo del Tao Bei. Tengo plena sensación y amplitud de movimiento en la espalda, los hombros y el cuello. Después de sufrir desde la infancia lesiones en la espalda, la energía pacífica en mi espalda y en todo mi cuerpo se siente como un amigo poderoso y leal que "me cubre la espalda" de forma amorosa. Me siento de maravilla.

Estoy profundamente agradecida al Maestro Sha y al campo de sanación del Arte Transformativo del Tao Bei *de la Caligrafía del Tao por esta notable sanación.*

—Marie Hope

Se resuelve el dolor de espalda debilitante

He trabajado como oficinista, mecanógrafa, registradora de urgencias y asistente administrativa en una empresa familiar. Enviudé hace unos años y tengo una hija y dos hijos, ya mayores.

He sido una buscadora espiritual toda mi vida, una lectora voraz y estudiante de muchas modalidades, incluyendo el Toque Cuántico, el Método Melchizedek, el Quick Pulse Training (Entrenamiento de Pulso Rápido), y tres niveles de entrenamiento y certificación de Reiki. Conocí al Maestro Sha en 2006 en el Festival de Wesak en Mt. Shasta, California. Ahora soy una sanadora espiritual que vive en Illinois, Estados Unidos.

Tuve un fuerte dolor de espalda durante unos días antes de unirme a un webcast con el Maestro Sha. Cuando creó el Tao Bei *de la Caligrafía del Tao y procedió a conectar a todos con ella, el dolor de mi espalda se resolvió por completo en pocos minutos.*

Ahora, casi dos semanas después, el dolor debilitante en la parte baja de la espalda no ha vuelto a aparecer. Estoy muy agradecida.

—Teresa Anton

Sanación cuántica para el dolor de espalda

Fui criada en una hermosa ciudad del sur de California llamada Fallbrook. A los diecinueve años, mi familia y yo nos trasladamos a la isla de Hawái. Soy madre soltera de cinco hijos y abuela de dos de los nietos más queridos. Mientras vivía en Mountain View, en la isla de Hawái, trabajé durante muchos años como asistente de enfermería certificada especializada en el cuidado de la demencia de Alzheimer.

En 2017 comencé a viajar entre Hawái y Arizona en busca de nuevas oportunidades de empleo. Mis viajes de trabajo me llevaron al campo de la salud conductual que sirve a los que luchan con la adicción severa a las drogas y el alcohol. Sabía que quería ayudar a más personas, así que volví a la escuela y recientemente me gradué del Southwest Institute of Healing Arts en Tempe, Arizona, con un diploma de Practicante de Artes de Sanación Integradas. Tengo certificaciones como coach de vida profesional y Guía Intuitiva Certificada, y tengo una Licenciatura en Divinidad para servir como coach de vida espiritual y ministra interreligiosa. Mi pasión en la vida es servir a aquellos que están luchando con las adicciones y a los que sienten que han perdido la esperanza. Quiero servir a través de mi coaching de vida profesional/espiritual para ayudar a abrir los corazones para que puedan sentir el amor una vez más.

Hace años que tengo problemas de espalda. Durante las últimas semanas, he estado experimentando un fuerte dolor de espalda, un 8 en una escala de 1 a 10. Tenía dificultades para sentarme y ponerme de pie debido a los dolorosos calambres en la parte alta de la espalda.

Participé en una sesión de sanación con la Caligrafía del Tao con el Maestro Sha el 11 de enero de 2022. Durante la sanación con el Tao Bei de la Caligrafía del Tao, sentí que muchos bloqueos salían de mi espalda. Durante toda la sesión, sentí una brisa fresca moviéndose a través de mi espalda, algo de hormigueo y, a veces, un poco de calor. Ahora, más de veinticuatro horas después, sigo sintiéndome muy bien. El dolor ha desaparecido por completo y todavía puedo sentir la energía moviéndose en mi espalda. La sensación es increíble.

—Dove Johnson

Puedo hacer y lograr más

Mi carrera profesional fue en la industria de pulpa y papel como técnica de instrumentación/electricista. Estoy casada, tengo hermanos y vivo en Oregón, Estados Unidos.

He tenido tres lesiones significativas en los últimos veinte a treinta años: la caída de hormigón sobre mi cabeza, una mala caída sobre hielo y otra caída que me afectó a las rodillas, las caderas y el hombro, entre otras cosas. Estos accidentes afectaron a mi capacidad para estar de pie, caminar y subir escaleras sin dolor. Incluso las tareas domésticas más sencillas han sido un reto.

Vivimos en algunos acres con un trabajo considerable que hacer afuera. Estaba acostumbrada a trabajar en el patio, los pastos y el jardín, pero tenía dificultades incluso para caminar fuera sin dolor y tenía que sentarme para aliviar la presión en la espalda.

Ya no podía hacer mi trabajo de varias décadas, que requería levantar mucho peso, subir escaleras y una ergonomía incómoda a veces, así que me retiré de mi trabajo antes de tiempo y estoy limitada en lo que puedo hacer. He hecho trabajo físico toda mi vida, por lo que no poder moverme libremente me limita mucho. Siempre me ha gustado ayudar a los demás, por lo que el hecho de tener dolor y no poder ayudar a los demás ha hecho que mi vida sea incompleta.

Recientemente me uní a una sesión de sanación del Arte Transformativo de la Caligrafía del Tao con el Maestro Sha, durante la cual escribió una caligrafía de Tao Bei (Espalda del Tao) y la utilizó para ofrecer una sanación a todos los participantes. Con esa sanación, ¡mi dolor de espalda se fue! Inmediatamente y desde entonces, he sido capaz de estar de pie por períodos más largos y hacer y lograr más. Antes, tenía que parar y sentarme un rato para aliviar el dolor de espalda cuando lavaba los platos o pasaba la aspiradora.

Tenía programada una visita al quiropráctico al día siguiente. Siempre me ha ajustado la parte baja de la espalda o el cuello, pero por primera vez no necesitó hacer estos ajustes. La longitud de mis piernas solía ser de entre media y tres cuartos de pulgada, pero en esta visita era de menos de un octavo de pulgada. Esto es una gran mejora.

Estoy muy agradecida al Maestro Sha por su servicio total, completo e incondicional para llevar el Arte Transformativo de la Caligrafía del Tao a la humanidad.

—Patricia LeClair

Enorme reducción del dolor en dos días

Vivo en Jerusalén y he trabajado como arqueóloga. Dejé la arqueología debido a la artritis en la columna vertebral, las caderas y las rodillas. Después trabajé con diferentes modalidades de sanación para ayudar a otros y a mí misma. Ahora tengo un negocio de sanación del alma.

He tenido dolor en la columna vertebral durante al menos seis años. El dolor alcanzaba a veces el nivel 10 en una escala del 1 al 10. Tenía que dejar lo que estaba haciendo y sentarme con almohadas para liberar lentamente el dolor. Probé diferentes modalidades para transformar mi dolor de espalda pero nada me ayudó.

Recientemente me uní a una sesión de sanación del Arte Transformativo de la Caligrafía del Tao con el Maestro Sha por webcast. Después de hacer una práctica de respiración de autosanación con el **Tao Bei** *de la Caligrafía del Tao, mi dolor disminuyó significativamente. Al día siguiente me desperté sintiendo espacio en el área donde antes había dolor. Al día siguiente volví a practicar con el* **Tao Bei** *de la Caligrafía del Tao y recibí otra gran bendición: Mi dolor se redujo en un noventa por ciento. Es una reducción enorme en sólo dos días. Es algo incomprensible.*

Desde hace unos días siento comodidad y espacio en el área. Gracias, Maestro Sha. Estoy muy agradecida.

—Noura Barakat

Más allá de las poderosas bendiciones

Vivo en Bareilly, una pequeña ciudad de Uttar Pradesh, en India. Soy ama de casa y artista que hace pinturas tradicionales de India. Mi familia está formada por mi marido, mi suegra, mi hija y un perro. Soy una practicante certificada de Manos Sanadoras del Tao y me siento bendecida por haber podido servir a mi familia y amigos con mis Manos del Tao durante la pandemia.

Tengo un dolor de espalda crónico desde hace siete años. Hace poco sufrí un tirón muscular en la parte alta de la espalda y experimenté un fuerte dolor. En una escala de 1 a 10, era de 9. No podía moverme bien debido al dolor. Los analgésicos tenían muy poco efecto. Tenía que completar un pedido de pintura para mi negocio y cuidar de mi hija de seis años, pero hacer cualquier cosa era casi imposible debido a la gravedad del dolor.

La semana pasada, el Maestro Sha ofreció bendiciones de sana-ción con el Tao Bei *de la Caligrafía del Tao que había escrito. Esto fue un gran regalo para mí. Terminé mi día de trabajo con mucha dificultad y me senté para la sesión del Maestro Sha con lágrimas en los ojos debido al dolor que estaba experimentando. Después de la sesión, me sentí como si tuviera una espalda nueva y sin dolor. También me siento con más energía e, incluso después de trabajar muchas horas, no siento ningún dolor.*

El Arte Transformativo de la Caligrafía del Tao es más que poderoso.

Gracias, Maestro Sha. La gratitud más grande por esta sanación.

—Ritu Mehta

Gran esperanza de recuperación total

Vivo en Alphen aan den Rijn, una ciudad de 75,000 habitantes situada en medio de las cuatro principales ciudades (Ámsterdam, Rotterdam, La Haya y Utrecht), en la parte oeste de los Países Bajos.

Competí con el equipo nacional holandés de natación sincronizada en competiciones internacionales, en los Campeonatos de Europa y en los Campeonatos del Mundo de 1974 a 1984. Recibí muchas medallas en eventos de dúo y de grupo y competí en los primeros Juegos Olímpicos de natación sincronizada en Los Ángeles en 1984. Soy licenciada en química con especialización en matemáticas y he trabajado en una empresa multinacional en investigación aplicada y desarrollo de productos. Ahora trabajo sobre todo en traducciones orales y escritas de materiales educativos y promocionales al holandés.

Desde mi último embarazo, hace más de veinte años, he sufrido dolores lumbares que oscilan entre 2 y 8, siendo 10 el más doloroso. Ya no podía realizar actividades domésticas ni deportivas, lo que afectaba enormemente a mi estado de ánimo, ya que el deporte siempre había sido una parte importante de mi vida.

Una o dos veces al año, tenía un fuerte dolor de espalda punzante y mis movimientos eran muy afectados. Podía tardar semanas en recuperarme. Con las técnicas de alma sobre materia del Maestro Sha, estos ataques han cesado durante unos ocho años, pero algunos dolores permanecían con ciertos movimientos. Como muchas personas con dolor crónico, me acostumbré a él y aprendí a sobrellevar mis actividades.

Unas cuantas veces al año, mi espalda baja se vuelve gradualmente más dura y dolorosa y acudo a mi terapeuta de shiatsu para que me ayude. Esta semana, mi espalda volvía a estar tan dura y dolorida que iba a pedir una cita de shiatsu. Entonces el Maestro Sha escribió el Tao Bei *de la Caligrafía del Tao y nos conectó con su campo. Mi dolor de espalda se redujo inmediatamente en un cincuenta por ciento. A la mañana siguiente, el dolor había desaparecido por completo, y sólo con algunos estiramientos extremos podía sentir un poco de dureza. ¡Esto es extraordinario!*

Estoy muy emocionada con este resultado de sanación y no puedo esperar a que el nuevo libro del Maestro Sha para tener acceso al Tao Bei *de la Caligrafía del Tao siempre que lo necesite. Tengo grandes esperanzas de una recuperación total. La más profunda gratitud al Campo del Arte Transformativo del* Tao Bei *de la Caligrafía del Tao.*

—Catharina Eyken

Enorme alivio de la bendición del Tao Bei

Tengo veintisiete años y soy instructor de tai chi en Toronto, Canadá. He estudiado y practicado con pasión la meditación de estilo zen y el tai chi a diario durante los últimos ocho años.

Llevo varios meses experimentando dolor y una fuerte tensión muscular en la parte baja de la espalda de forma intermitente, lo que ha afectado a mi movilidad y a mis actividades cotidianas. El dolor es mayor cuando estoy de pie durante un largo periodo de tiempo, cuando camino una larga distancia o incluso cuando llevo la compra. He probado muchos métodos para obtener alivio, pero los resultados sólo han sido temporales.

Recibí una bendición de sanación del Arte Transformativo del Tao Bei *de la Caligrafía del Tao del Maestro Sha durante un reciente evento en línea. En el momento en que el Maestro Sha comenzó a escribir el* Tao Bei *de la Caligrafía del Tao, el dolor en mi espalda comenzó a disolverse y sentí un calor agradable y una sensación de hormigueo en mi espalda baja. La tensión y la constricción en mis músculos comenzaron a liberarse y sentí una sensación de descompresión alrededor de mi columna vertebral. Fue un gran alivio. Al cabo de varios minutos, ¡todo el dolor de mi espalda se disolvió!*

Ya han pasado varios días y mi espalda sigue completamente libre de dolor. Estoy sorprendido y muy agradecido por esta gran sanación. Puedo moverme libremente y sin preocuparme por mi espalda. De hecho, mi espalda se siente tan bien que me he olvidado de ella mientras hacía mi vida diaria.

Gracias, Maestro Sha. Estoy muy agradecido por el Arte Transformativo de la Caligrafía del Tao.

—Zakota Nesbitt

Extraordinaria herramienta de sanación

Soy originaria de Berlín, Alemania, pero vivo en Suecia desde hace casi seis años. Soy psicóloga y maestra de yoga. Tengo mi propio negocio de sanación y trabajo como maestra espiritual y sanadora donde combino todas las modalidades que he aprendido, incluyendo la psicología, el yoga, la Ciencia del Tao, y más, y ofrezco consultas personales, clases, talleres, retiros y programas para la auto-transformación. Mi enfoque es la salud y las relaciones de la mujer. También me encanta trabajar con niños y apoyar a empresas emergentes.

Me encanta escribir, bailar, pintar y estar en la naturaleza. Me gusta ir de excursión y pasar tiempo en el bosque y recoger remedios sanativos naturales de la naturaleza. También me encanta comer y por eso preparo mucha comida sana. Me encanta estudiar nuevas sabidurías y la sabiduría del Maestro Sha siempre está entre mis favoritas.

He sufrido dolores de espalda durante muchos años, lo que me ha llevado a un camino de profunda autosanación. Mi dolor de espalda crónico se sitúa en el nivel 7 en una escala del 1 al 10. A veces me resulta difícil levantarme de la cama o agacharme, lo que dificulta muchas actividades de la vida diaria: cargar el lavaplatos, lavar la ropa, trabajar en el jardín, levantar cosas y quitar la nieve. El dolor afecta a todos los aspectos de mi vida. También me resulta difícil practicar o enseñar yoga, ya que mis movimientos son limitados y algunos son bastante dolorosos.

Para aliviar mi dolor de espalda, he probado a lo largo de los años todo tipo de modalidades de sanación y he aplicado todo lo que he aprendido en psicología y yoga, así como lo que he aprendido sobre nutrición y equilibrio del cuerpo con remedios naturales. Todas las mañanas me siento con una almohadilla térmica durante al menos treinta minutos, me aplico aceites sanativos y practico la autosanación para moverme. El método que más me ha ayudado siempre son las técnicas de sanación del alma sobre la materia del Maestro Sha, especialmente el Arte Transformativo de la Caligrafía del Tao. La aplicación del Arte Transformativo de la Caligrafía del Tao a menudo me proporciona un alivio instantáneo del dolor, incluso en situaciones en las que los analgésicos muy fuertes no ayudan.

Esta mañana me he despertado con un dolor lumbar de nivel 8. Por la tarde, pude participar en una sesión de sanación del Arte Transformativo de la Caligrafía del Tao con el Maestro Sha. Con la bendición de sanación del Tao Bei de la Caligrafía del Tao y la práctica de respiración "inhalando positivo y exhalando negativo," experimenté un profundo alivio de mi dolor de espalda crónico después de sólo veinte minutos. Experimenté mucho calor y movimiento de energía en la parte baja de la espalda. En un momento dado, sentí un dolor muy agudo en el área lumbar y, poco después, en la parte alta de la espalda, entre los omóplatos. Sentí como si se eliminaran bloqueos agudos. Con ello, gran parte de la dureza y la tensión de toda la espalda desapareció. Sentí un gran alivio en los músculos de la parte alta de la espalda. El área se relajó y ahora hay más suavidad.

Estoy profundamente agradecida por esta mejora tan profunda y rápida. Continuaré haciendo las prácticas recomendadas por el Maestro Sha y estoy deseando estar completamente libre de dolor con la ayuda del hermoso Tao Bei de la Caligrafía del Tao pronto en el próximo libro del Maestro Sha. Tengo una profunda fe en que me sanaré con esta extraordinaria herramienta.

—Magdalena Kusch

¡El arte puede sanar!

Soy una persona activa y enérgica de setenta años que monta en bicicleta para transportarse y relajarse. Vivo en la Ciudad de Nueva York con mi marido y compañero desde hace cincuenta años, al que conocí cuando ambos éramos artistas de Broadway.

Compartimos nuestro hogar con nuestro pequeño perro, Shen. Trabajo por cuenta propia con una práctica privada de acupuntura desde 1980 y fui uno de los pequeños grupos de acupuntores de Nueva York que trabajaron durante muchos años para que la acupuntura fuera reconocida y autorizada como profesión. A finales de la década de 1990 fui presidente de la Organización Nacional de Acupuntura (AAOM) y tuve la oportunidad de reunirme con representantes de todo el mundo para establecer normas de práctica. El interés por la medicina china, el budismo y la filosofía taoísta han sido un hilo conductor continuo en mi vida.

En 2004 sufrí un accidente quiropráctico. Tenía una protuberancia discal no diagnosticada en la columna vertebral y me hicieron un fuerte ajuste manual, ¡desde el que vi estrellas! Unas tres horas después, literalmente no podía sentarme, estar de pie o caminar. Mi cuerpo se derrumbaba en un bulto cuando intentaba moverme. Al parecer, el ajuste rompió un trozo de disco, que se alojó entre dos vértebras. Acudí a un cirujano que me aconsejó que esperara y no hiciera nada, creyendo que mi cuerpo acabaría eliminando el material y sanándose por sí mismo. Pasé dos meses tumbada sobre la espalda y otros tres meses con mucho dolor. Desde entonces, he tenido molestias constantes a un nivel de dolor de 2-3 sobre 10 en los días buenos, pero con muchos más días en el rango de 5-7. La acupuntura y el qigong me han ayudado a controlar el dolor de espalda, pero nunca con un efecto duradero. Además, la escoliosis comenzó a hacerse evidente en mi columna vertebral hace unos tres años.

Me sentí particularmente incómoda el día de una sesión de sanación del Arte Transformativo de la Caligrafía del Tao con el Maestro Sha la semana pasada. Durante la práctica de respiración y bendición del Tao Bei *de la Caligrafía del Tao, sentí un ligero frescor en la espalda, pero no hubo ningún cambio inmediato en el malestar que estaba experimentando. Unas cinco horas después, el dolor y el malestar habían desaparecido por completo. Es increíble que el arte pueda sanar.*

A la noche siguiente, mi espalda empezó a tener un ligero suspiro de molestia. Me acosté, me conecté con el Tao Bei *de la Caligrafía del Tao y canté. Experimenté una sensación de frescor en la columna vertebral. La columna vertebral pareció alargarse, ajustarse y relajarse. Desde la sesión de sanación, mi espalda no ha sufrido prácticamente ningún dolor. Ha habido algunos momentos de ligera molestia, pero en cuanto la noto, hago una pausa, me conecto con el* Tao Bei *de la Caligrafía del Tao en mi mente y la molestia desaparece.*

Estoy increíblemente agradecida por esta sanación y por el Arte Transformativo de la Caligrafía del Tao.

—Robbee Fian, L.Ac.

Todos los síntomas en mi cuello, espalda y cadera han desaparecido

Tengo dos hijos, un hijo de veintinueve años y una hija de veintiséis. Mis padres viven de forma independiente. Tengo un hermano y una hermana. He trabajado como terapeuta ocupacional durante casi diez años en un centro de rehabilitación física para adultos. Me encanta pasear por la naturaleza y mi afición favorita es la escritura de la Caligrafía del Tao. Me atrajo el poder de la Caligrafía del Tao porque en mi trabajo me di cuenta de que no podemos sanar y tratar completamente todas las enfermedades, especialmente las neurológicas, para las que no hay tratamiento convencional.

Hace 18 años, me caí en el trabajo y desde entonces a veces siento tensión o dureza en el cuello. Hace unas semanas, tuve un dolor de espalda fluctuante. Hace dos semanas, di positivo en el test de Covid. Además del Covid, me duelen los músculos y la parte baja de la espalda, y también me duele la cadera derecha, algo nuevo para mí.

Después de hacer la práctica de la respiración y recibir las bendiciones de sanación a distancia del Maestro Sha con el Tao Bei *de la Caligrafía del Tao, todos los síntomas desaparecieron. Después de la primera sesión de sanación, mi cuello se sentía muy flexible y relajado. Después de la segunda sesión de sanación, mi dolor de cadera también desapareció. Con la tercera sesión de sanación, sentí un cambio en las vértebras de la base de mi cuello. Mi columna vertebral se sintió literalmente como si volviera a su lugar. Han pasado varios días y ya no me duele la parte baja de la espalda, ni siquiera cuando me inclino hacia delante.*

Me conecté con el Tao Bei *de la Caligrafía del Tao varias veces al día y canté para apoyar mi sanación. Mi práctica fue mínima en comparación con la sanación que he recibido: todos los síntomas en mi cuello, espalda y cadera han desaparecido. ¡Esto es increíble!*

Estoy muy agradecida al Campo del Arte Transformativo de la Caligrafía del Tao y al Maestro Sha por esta extraordinaria sanación.

—Gerd Geukens

ജ ജ ര

Debido a que el Arte Transformativo de la Caligrafía del Tao lleva un Campo de la Fuente del Tao con amor y luz de la Fuente y frecuencia y vibración de la Fuente, la sanación con el *Tao Bei* de la Caligrafía del Tao no se limita a la espalda. Por ejemplo, la persona en la última historia anterior compartió sobre su alivio del dolor de cuello y cadera. El Campo de la Fuente es un campo cuántico. Aquí hay una historia de transformación profunda para cuestiones no relacionadas directamente con la espalda desde el Campo del *Tao Bei* de la Caligrafía del Tao.

Volver a respirar profundamente después de estar en el Campo del Arte Transformativo de la Caligrafía del Tao

Soy soltera sin hijos, tengo treinta y tres años y vivo en Alemania. Mi familia dejó Rusia para vivir en Alemania hace diecinueve años. Mis dos padres han fallecido. Trabajo como asistente de laboratorio y siempre me han interesado los métodos de sanación alternativos y espirituales. Me gusta hacer prácticas espirituales y estoy en mi propio viaje de sanación como Practicante de Manos Sanadoras del Tao.

Hace casi cuatro semanas, di positivo en la prueba de COVID-19 y pasé por una época difícil con dificultades para respirar, tos, debilidad general y mucho más. Experimenté presión en los pulmones, lo que hizo que respirar a plena capacidad fuera difícil. También tosía mucho y tenía que utilizar un inhalador por la noche para abrir mis bronquios. Debido a mi diagnóstico, tuve que estar en cuarentena. Una amiga y mi hermana me apoyaron trayendo alimentos y otras cosas. La primera semana de la infección por COVID-19 fue muy difícil de pasar.

Volví al trabajo hace unos días, pero seguía teniendo dificultades para respirar libremente y sentía que no recibía suficiente oxígeno. Seguía tosiendo, sentía el cuerpo débil y estaba agotada después del trabajo. Seguía sintiendo congestión en los pulmones y me costaba respirar a pleno rendimiento tras unas horas de llevar una mascarilla.

Justo después de volver al trabajo, el Maestro Sha me ofreció dos enormes sesiones de práctica del Arte Transformativo del Tao Bei *de la Caligrafía del Tao (Espalda del Tao). La espalda en sí no era un problema para mí. Sin embargo, podía sentir la energía pura y la luz entrando en mi cuerpo y abriendo espacios en su interior. Sentí como si una ligera brisa llegara a mis pulmones e inmediatamente empecé a recibir más oxígeno y a respirar más profundamente. La presión en mis pulmones disminuyó. Entonces experimenté una enorme liberación de viejas emociones relacionadas con la pérdida de mis padres. (En la medicina tradicional china, el duelo está relacionado con los pulmones.)*

Al día siguiente de estar en el Campo del Arte Transformativo del Tao Bei *de la Caligrafía del Tao, me sentí con mucha más energía y pude respirar a capacidad normal. Ahora, han pasado varios días y no he tenido que utilizar el inhalador medicinal ni una sola vez. Tengo más energía y resistencia. No me falta el aire, ni siquiera cuando llevo una mascarilla. Estar al aire libre y respirar el aire frío del invierno ya no me produce tensión en los pulmones.*

Creo que me habría sido muy difícil recuperarme tan rápida y completamente sin el acceso a este campo de alta frecuencia. Estoy profundamente agradecida por el Campo del Arte Transformativo de la Caligrafía del Tao en este momento en el que tanta gente necesita sanación.

—Anastaja Schmidt

ಬಂ ಜಿ ಜ

Agradezco a cada uno de ustedes que compartió su historia, incluyendo a muchos más de ustedes que no están incluidos en este libro. Estoy encantado de que hayas recibido grandes beneficios del Campo del Arte Transformativo de la Caligrafía del Tao. Agradezco tu gratitud y aprecio.

También ofrezco mi gratitud más grande a la Fuente del Tao, al Campo del Arte Transformativo de la Caligrafía del Tao y a todos los que me han facultado para ser su servidor. Me siento honrado de servirte. Me siento honrado de servir a la humanidad con el Arte Transformativo de la Caligrafía del Tao.

Amo mi corazón y mi alma
Amo a toda la humanidad
Unamos corazones y almas
Amor, paz y armonía
Amor, paz y armonía

11

Investigación Científica sobre la Transformación del Campo de la Caligrafía del Tao por Dr. Peter Hudoba

TRAS EL ÉXITO INICIAL en un proyecto de investigación con pacientes de cáncer en 2001, un grupo de médicos y psicólogos creó Sha Research Foundation en San Francisco, California, para documentar la eficacia de la sanación del alma sobre la materia o, simplemente, la sanación del alma.

A lo largo de los últimos dieciocho años, varios médicos e investigadores han participado en diversos estudios de investigación. Desde el principio, Sha Research Foundation ha aplicado las mismas normas rigurosas utilizadas en los estudios de investigación clínica realizados por las universidades, utilizando diseños de estudio de investigación convencionales y cuestionarios de investigación estandarizados y bien reconocidos para evaluar los resultados.

Los equipos de investigación de Sha Research Foundation han completado diecinueve estudios clínicos en los que han participado un total de aproximadamente seiscientos cincuenta sujetos. Los resultados de las investigaciones mostraron sistemáticamente una mejora en varios aspectos del bienestar. En algunos casos, la enfermedad del sujeto mejoró notablemente o incluso se resolvió por completo. Treinta y un trabajos de investigación basados en estos estudios se han presentado en congresos médicos de todo el mundo.

A continuación, se presentan resúmenes de algunos de nuestros recientes estudios de investigación relacionados con el Arte Transformativo de la Caligrafía del Tao.

Dolor Crónico

En 2019-2020 se llevó a cabo un estudio de investigación clínica dirigido por la doctora Consuelo Fernández sobre el dolor crónico en una clínica del dolor de Estados Unidos. En el estudio participaron inicialmente cincuenta y un pacientes, de los cuales cuarenta y cinco completaron el estudio. Los pacientes utilizaron la meditación con el Arte Transformativo de la Caligrafía del Tao y el canto diario de mantras durante una media de ocho minutos al día. Algunos sujetos cantaron hasta treinta minutos diarios.

Para medir los cambios en los niveles de dolor de los sujetos, el equipo de investigación utilizó el Cuestionario del Dolor de McGill (SF-MPQ), una herramienta de investigación bien comprobada que se utiliza desde hace más de cuatro décadas en todo el mundo y que está reconocida como una medida multidimensional válida, fiable y sensible para evaluar el dolor.

Este estudio documentó una mejora estadísticamente significativa en la intensidad del dolor de los sujetos. Me resulta bastante interesante que, incluso con el limitado tiempo de meditación de los sujetos con el Campo de la Caligrafía del Tao, se produjera una mejora estadísticamente significativa de su dolor.

Los resultados del estudio se presentaron en 2020 AIHM (Academy of Integrative Health & Medicine) People Planet Purpose Annual Conference (la Conferencia Anual 2020 de la AIHM – Academia de Salud y Medicina- Gente Planeta Propósito) en San Diego, California, y en 2021 SIO (Society for Integrative Oncology) International Conference (la Conferencia Internacional 2021 de la SIO - Sociedad de Oncología Integral) en Baltimore, Maryland.

Depresión Unipolar

En 2020-2021 la Dra. Katharina Balonwu dirigió un estudio de investigación clínica en una clínica de psicología en Alemania. En el estudio participaron veintitrés pacientes que utilizaron la meditación con el Campo de la Caligrafía del Tao y el canto de mantras.

Para medir los cambios en la depresión unipolar (depresión mayor), el equipo de investigación utilizó los cuestionarios BDI I, BDI II, PHQ-9, HAM-D y HAM-A. Se trata de cuestionarios estándar utilizados por los médicos e investigadores para evaluar la depresión tanto con fines clínicos como de investigación. Todos los cuestionarios documentaron una mejora estadísticamente significativa de la depresión, hasta un sesenta y siete por ciento.

El estudio se realizó en el momento álgido de la pandemia mundial de coronavirus. Es bien sabido que las circunstancias relacionadas con la pandemia (dificultades económicas, aislamiento social, problemas en las relaciones familiares, ansiedad, miedo, pérdida de seres queridos, etc.) desencadenaron o exacerbaron las enfermedades mentales existentes en muchas personas de todo el mundo. Por lo tanto, cabría esperar que los pacientes del estudio estuvieran también mucho peor. Por el contrario, los pacientes que meditaron en el Campo de la Caligrafía del Tao mejoraron hasta en un sesenta y siete por ciento. Para mí, éste es el aspecto más sorprendente de este estudio.

Los resultados del estudio se presentaron en la conferencia anual del Congreso Europeo de Medicina Integrativa, celebrada en Londres (Reino Unido) en 2021.

Cáncer de Mama

En 2020-2021, un estudio clínico dirigido por la Dra. Magdalena Bright contó con la participación de pacientes de Estados Unidos con cáncer de mama. En el estudio participaron inicialmente cincuenta y nueve pacientes, de los cuales dieciocho completaron el estudio. Los sujetos utilizaron la meditación en el Campo de la Caligrafía del Tao y el canto de mantras, tanto por su cuenta como conjuntamente en un grupo con otros sujetos del estudio.

Para medir la mejora del bienestar de los sujetos, el equipo de investigación utilizó el conocido Cuestionario Estandarizado de Calidad de Vida QLQ-C30 de la EORTC, que está bien verificado y es reconocido como una herramienta de investigación fiable y válida utilizada en todo el mundo durante muchos años para evaluar la calidad de vida de los pacientes con cáncer.

A lo largo de los seis meses que duró el estudio, los sujetos experimentaron una mejora estadísticamente significativa de su bienestar, lo cual es muy alentador. Los resultados se presentaron en 2021 en Society for Integrative Oncology 16th International Conference: Advancing the Science and Art of Integrative Oncology (la 16ª Conferencia Internacional de la Sociedad de Oncología Integrativa: El Avance de la Ciencia y el Arte de la Oncología Integrativa) en Baltimore, Maryland.

A continuación, presentamos un resumen de la segunda obra que presentaron la Dra. Magdalena Bright y su equipo, Joan Luk, L.Ac. y Michell Rudacille. Esta presentación me tocó el corazón, ya que documenta cómo el uso del Campo de la Caligrafía del Tao en entornos clínicos influye positivamente no sólo en los pacientes, sino también en los profesionales médicos. Que sirva de gran inspiración para todos nosotros.

Antecedentes: Los autores describen su experiencia personal mientras realizaban investigaciones y dirigían sesiones de práctica de plena conciencia en grupo con pacientes de cáncer de mama.

Concepto Principal: El cuidado de las pacientes con cáncer de mama plantea retos y exigencias que a menudo conducen al agotamiento y la frustración tanto de los profesionales médicos como de las pacientes. Las directrices profesionales que implican límites y enfoques estándar y la investigación clínica con su afán por las metodologías de investigación estándar han reducido aspectos esenciales de la interacción humana. El cuidado de los pacientes que padecen cáncer provoca estrés físico, psicológico y emocional en los profesionales médicos. Estos factores pueden hacer que los pacientes con cáncer se sientan solos, aislados y temerosos. ¿Puede la práctica de plena conciencia con el Campo de la Caligrafía del Tao mejorar la interacción y la conexión humanas y aumentar la satisfacción del profesional médico y del paciente con la atención al cáncer de mama? Tres mujeres llevaron a cabo un estudio que incorporaba la medicina integral en forma de prácticas de plena conciencia con pacientes que recibían tratamiento convencional para el cáncer de mama.

Descripción: El proyecto de investigación sobre el cáncer se realizó como componente clave de una tesis doctoral. Dos facilitadoras voluntarias y una investigadora llevaron a cabo sesiones de práctica de plena conciencia en grupo con dieciocho pacientes de cáncer de mama utilizando el Campo de la Caligrafía del Tao y el canto de mantras cinco veces a la semana durante seis meses.

La investigadora y las facilitadoras se sintieron inspiradas y encontraron un propósito en lo que hacían para guiar y apoyar a otras mujeres en situaciones difíciles. La conexión humana, el apoyo, el amor y el cuidado crearon una estrecha camaradería dentro del equipo que fue realmente apreciada y conmovedora. Las mujeres que participaron en el estudio sintieron que podían compartir abiertamente con el grupo sus pensamientos, sus miedos, sus luchas y sus éxitos, lo que les resultó enormemente útil en su camino hacia el cáncer de mama.

Importancia: La inclusión de prácticas de plena conciencia con la Caligrafía del Tao proporcionó un entorno positivo para la conexión humana que esencialmente condujo a un proceso de sanación tanto para los investigadores como para los pacientes. Los investigadores se sintieron conectados y profundamente realizados y los sujetos de la investigación se sintieron amados y cuidados.

ဆ ဆ ఴ

Por último, presentamos un testimonio conmovedor de un sujeto de investigación con lumbalgia crónica con sus propias palabras, editado ligeramente para no identificar al sujeto:

Soy un hombre de (edad removida) años. Tuve un accidente en 2005 que me provocó una fractura de espalda en la sección lumbar (L2), lo que me llevó a una laminectomía con fusión L1, L2 y L3 de la columna lumbar asegurada por un par de varillas de titanio en la espalda. El accidente me traumatizó y recibí tratamientos médicos para los siguientes diagnósticos: dolor crónico, depresión y ansiedad.

Antes del accidente, mi trayectoria profesional estaba bien encaminada. Sin embargo, mi carrera se interrumpió bruscamente hace quince años por el accidente, que acabó con mi vocación y casi con mi vida. Mi regreso a la misma situación y trayectoria profesional se perdió en el destino y se postergó a otros. Nada volvió a ser lo mismo después de aquel evento traumático.

Aunque el modelo médico tradicional de tratamiento que recibí a lo largo de la década y media fue sorprendentemente útil, y estoy verdaderamente agradecido por haber sido recompuesto, el camino hacia la recuperación fue arduo y estuvo plagado de desafíos duraderos de dolor y sufrimiento. Me ayudaron con mis luchas contra el dolor de espalda, la depresión y la ansiedad. Había estado haciendo progresos en mi recuperación por los muchos medios recibidos a través de la medicina tradicional y las alternativas, pero seguía sufriendo de dolor, depresión y ansiedad. Seguí buscando una solución para mis condiciones dolorosas y me presentaron al Dr. y Maestro Sha y su grupo de sanadores. El año pasado, me inscribí en el estudio de investigación.

Desde que me inscribí en el programa de investigación sobre la sanación por el trazo de la Caligrafía del Tao el año pasado, he practicado el método de sanación de la Caligrafía del Tao a diario, junto con la comprobación semanal del progreso y el seguimiento regular con (se eliminan los identificadores ya que este estudio está en curso), *que también ha supervisado mi progreso periódicamente con herramientas de medición. Desde que me uní al estudio de investigación de la Caligrafía del Tao, mis síntomas han mejorado enormemente en el corto período de un año. No sólo se ha reducido mi dolor de espalda, se ha levantado la depresión y ha mejorado la ansiedad, sino también otras condiciones relacionadas con los daños nerviosos. Por ejemplo, antes del accidente, hace quince años, tenía movimientos intestinales diarios, pero desde el daño del nervio espinal, mis movimientos intestinales se volvieron muy irregulares, lentos y semanales en lugar de diarios. El beneficio adicional inesperado del programa del trazo de la Caligrafía del Tao es que mis movimientos intestinales han aumentado a dos o tres veces por semana y, recientemente, de tres a cinco veces por semana. Mi nivel de energía ha aumentado y es mucho mayor que cuando se compara con el de hace un año.*

Como he dicho, mi dolor de espalda, la depresión y la ansiedad han mejorado tanto que apenas puedo creerlo. Es un verdadero milagro. El progreso de mi recuperación física y emocional fue significativo y tengo mucho que agradecer: mi familia, mis amigos, mis colegas, los enfoques médicos y alternativos, la dinámica espiritual de superación personal, etc. Pero seguía teniendo dolor y sufrimiento, y mi situación laboral de alto cargo se redujo varios meses antes de inscribirme en el estudio de investigación. Tenía que hacer algo. Lo que me llevó a buscar la Caligrafía del Tao como parte de mi tratamiento fue una conferencia dada por el Dr. y Maestro Sha y sus bendiciones que recordé de antes. Se restableció un sentimiento de esperanza de que existía una muy buena posibilidad de sanación verdadera.

Desde que me inscribí y practiqué a diario el programa de Caligrafía del Tao con sesiones semanales de seguimiento, he ido mejorando progresivamente en el transcurso del último año. Mi trabajo escolar ha mejorado y tengo menos días de enfermedad en el trabajo que en los últimos quince años. Antes del programa de la Caligrafía del Tao, según mi jefe, me ponía enfermo con demasiada frecuencia. Eso ya no es un problema y me siento mucho mejor. Ya no me avergüenzo de mí mismo. Tengo una aceptación y un sentido de esperanza como nunca antes gracias al programa de Caligrafía del Tao del Dr. y Maestro Sha. Gracias.

Es una alegría y un privilegio llevar a cabo investigaciones utilizando el Campo del Arte Transformativo de la Caligrafía del Tao y el Poder del Alma del Maestro Sha. A lo largo de los años, hemos tenido muchos profesionales dotados y maravillosos y equipos de apoyo que se han unido a Sha Research Foundation para colaborar en nuestros estudios. Nada se hubiera logrado si no fuera por los cientos de sujetos de investigación que dieron su corazón y dedicación para apoyar nuestro trabajo. Estamos inmensamente agradecidos a todos ellos. Por encima de todo, no podemos estar lo suficientemente agradecidos al Maestro Sha, que ha hecho posible todos estos "milagros".

Si deseas revisar las presentaciones en mayor profundidad o saber más sobre Sha Research Foundation, visite www.ShaResearchFoundation.com.

Conclusión

TENGO EL SUEÑO de que la humanidad preste cada vez más atención a la autosanación. Honro a todos los profesionales médicos y a todas las medicinas alternativas y complementarias, así como a todas las formas de mejorar nuestra salud y felicidad.

El mensaje que siempre comparto con la humanidad es:

Tengo el poder de sanarme a mí mismo.
Tienes el poder de sanarte a ti mismo.
Juntos tenemos el poder de sanar el mundo.

He estudiado la energía china y la sanación espiritual, incluyendo el tai chi, el qi gong, el gong fu, el *I Ching* y el feng shui, así como la medicina occidental y la medicina tradicional china. He creado la Caligrafía del Tao.

A través del estudio de toda mi vida, he realizado en mi corazón y en mi alma un secreto de una sola frase para sanar y transformar toda la vida:

Todos los desafíos en la salud, las relaciones,
las finanzas y el viaje espiritual se deben
a la información, la energía y la materia

negativas; la Caligrafía del Tao lleva la información, la energía y la materia más positivas de la Fuente, con el amor, la luz y la frecuencia de la Fuente, que puede transformar la información, energía y materia negativas en todos los aspectos de la vida.

Este libro y los subsiguientes de la serie de la Caligrafía del Tao llevan el Campo de la Fuente del Arte Transformativo de la Caligrafía del Tao a la humanidad para transformar todos los aspectos de la vida.

Recuerda la antigua sabiduría secreta: da Dao zhi jian, *el Tao más grande es extremadamente simple*. El Campo del Arte Transformativo de la Caligrafía del Tao es la forma da Dao zhi jian de servir a la humanidad en todos los aspectos de la vida.

Uno de mis sueños más grande es servir a toda la humanidad. He creado miles de resultados de sanación que tocan el corazón y conmueven. No prometo nada. Apoyo todos los sistemas médicos y de sanación del mundo. Soy un servidor de la humanidad. Estoy encantado de crear la serie de libros de la Caligrafía del Tao para servir.

El Campo de la Caligrafía del Tao trae el poder de la Fuente a la humanidad para servirte en todos los aspectos de tu vida. Este es el primer libro de la serie de la Caligrafía del Tao.

Practica. Practica. Practica.
Sana. Sana. Sana.
Transforma. Transforma. Transforma.

Amo mi corazón y mi alma
Amo a toda la humanidad
Unamos corazones y almas
Amor, paz y armonía
Amor, paz y armonía

Próximos Libros de la Serie de la Caligrafía del Tao

LOS PRÓXIMOS VOLÚMENES se centrarán en:

- Sanar el Sistema Inmunológico
- Sanar la Depresión y la Ansiedad
- Sanar el Dolor de Rodilla
- Sanar el Miedo
- Sanar el Dolor de Hombro
- Sanar la Ira
- Sanar los Problemas del Corazón
- Sanar el Duelo
- Sanar los Riñones
- Sanar la Preocupación

En cada libro de la serie de la Caligrafía del Tao, escribiré una Caligrafía del Tao nueva y diferente. Repetiré la sabiduría y los conocimientos fundamentales clave. Guiaré a los lectores a practicar en el Campo de la Caligrafía del Tao creado por una o más Caligrafías del Tao en cada libro.

www.ingramcontent.com/pod-product-compliance
Lightning Source LLC
Chambersburg PA
CBHW072218270326
41930CB00010B/1902